〈写给老百姓的中医养生书系〉

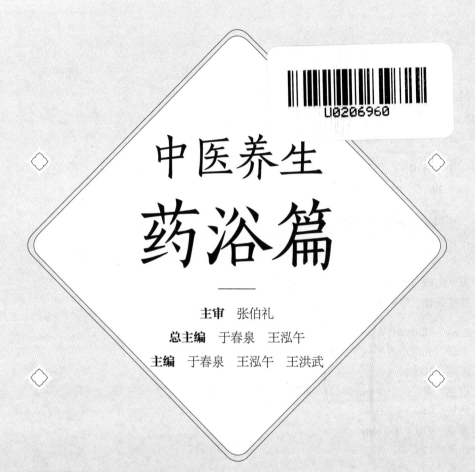

中医养生
药浴篇

主审 张伯礼

总主编 于春泉 王泓午

主编 于春泉 王泓午 王洪武

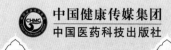

中国健康传媒集团
中国医药科技出版社

内容提要

这是一本讲述用中医药浴疗法进行防病治病的书。全书分上下两篇，上篇总述中医药浴养生的源流及养生理论；下篇介绍药浴在内、外、妇、男、五官等各科疾病中的应用，为读者运用中医药浴疗法防病治病提供参考。本书适合中医养生爱好者、临床工作者参考阅读。

图书在版编目（CIP）数据

中医养生药浴篇 / 于春泉，王泓午，王洪武主编 . — 北京：中国医药科技出版社，2018.10（2024.11重印）

（写给老百姓的中医养生书系）

ISBN 978-7-5214-0328-2

Ⅰ.①中⋯　Ⅱ.①于⋯ ②王⋯ ③王⋯　Ⅲ.①薰洗疗法－普及读物　Ⅳ.① R244.9-49

中国版本图书馆 CIP 数据核字 (2018) 第 114231 号

美术编辑　陈君杞
版式设计　锋尚设计

出版　中国健康传媒集团｜中国医药科技出版社
地址　北京市海淀区文慧园北路甲 22 号
邮编　100082
电话　发行：010-62227427　邮购：010-62236938
网址　www.cmstp.com
规格　710×1000mm　$\frac{1}{16}$
印张　12$\frac{1}{2}$
字数　191 千字
版次　2018 年 10 月第 1 版
印次　2024 年 11 月第 7 次印刷
印刷　北京印刷集团有限责任公司
经销　全国各地新华书店
书号　ISBN 978-7-5214-0328-2
定价　38.00 元

获取新书信息、投稿、为图书纠错，请扫码联系我们。

丛书编委会

主　审

张伯礼

总主编

于春泉　王泓午

副总主编
（按姓氏笔画排序）

王洪武　李　琳　李先涛　范志霞　周志焕　徐一兰
高　杉　雒明池

编　委
（按姓氏笔画排序）

于春泉　马　英　王　邈　王汕珊　王泓午　王洪武
刘宏艳　李　琳　李先涛　李晓康　宋瑞雯　张大伟
张丽萍　张震之　范志霞　周志焕　单静怡　郝　或
徐一兰　高　杉　高树明　黄海超　曾丽蓉　雒明池
滕晓东

本书编委会

王 序

健康长寿是人们追求的永恒目标，中医药学在科学养生、维护健康、防治疾病中发挥了重要作用。养生作为中医学的重要组成部分，其历史源远流长，为中华民族的健康长寿、繁衍生息做出了卓越的贡献。

2016年8月习近平总书记在全国卫生与健康大会上发表重要讲话，并提出："努力全方位、全周期保障人民健康"；"要倡导健康文明的生活方式，树立大卫生、大健康的观念，把以治病为中心转变为以人民健康为中心，建立健全健康教育体系，提升全民健康素养，推动全民健身和全民健康深度融合"。

2016年10月国务院发布《"健康中国2030"规划纲要》(简称《纲要》)，指出"共建共享、全民健康"，是建设健康中国的战略主题。要以人民健康为中心，预防为主，中西医并重，针对生活行为方式、生产生活环境，推动人人参与、人人尽力、人人享有，落实预防为主，推行健康生活方式，减少疾病发生，强化早诊断、早治疗、早康复，实现全民健康。

在《纲要》中专门指出要充分发挥中医药独特优势，发展中医养生保健治未病服务，实施中医治未病健康工程，将中医药优势与健康管理结合，探索融合健康文化、健康管理、健康保险为一体的中医健康保障模式。其中就提出鼓励中医医疗机构、中医医师为中医养生保健机构提供保健咨询和调理等技术支持。开展"中医中药中国行"活动，大力传播中医药知识和易于掌握的养生保健技术方法，加强中医药非物质文化遗产的保护和继承运用，实现中医药健康养生文化创造性转化、创新性发展。

当今健康养生研究方兴未艾，诸说杂陈，良莠不齐，是非难辨。就人民大众而言，如何根据自身特点，选择适宜的养生方法，需要中医学者勤求古训，博采众长，留心医药，精研方术，对养生理论考镜源流，对养生方法辨章学术，正本清源，进行基于科学分析的优选，引导人们提高健康素养，形成自主自律、顺应自然、符合自身特点的健康生活方式，引导健康行为、健康技术的进步。

于春泉研究员、王泓午教授综百家之言，有高尚之志，领导的团队长期从事中医养生保健的理论、实践研究。从"十一五"期间就参与中医亚健康研究、中医健康标准研究，参与了国家"973计划"，形成了中医健康辨识理论体系，并整理、总结了历代中医健康养生理论。2014年出版专著《中国健康养生论通考》。在这个过程中对中医养生的方法如食疗、膏方、药浴、情志、运动等进行了深入研究，目标设定在学术传播与推广应用嘉惠医林。在此期间参与多家电台、电视台的系列中医养生讲座并发表健康养生有力度、有价值的科普类文章。

在前期工作基础上，编写团队遵照厚今薄古、继承创新的原则，编写了这套《写给老百姓的中医养生书系》丛书，《中医养生保健》《中医养生饮食篇》《中医养生膏方篇》《中医养生药浴篇》《中医养生情志篇》《中医养生运动篇》。在《中医养生保健》一书中将中医养生保健的文化源流、中医养生保健的方法临床应用进行了全面系统的讲解。在饮食、膏方、药浴、情志、运动分册中分别对食疗、膏方、药浴、情志、运动的中医定义、文化源流、特色与基本原则等进行详细论述，并广收博采、择其精要地介绍了饮食、膏方、药浴、情志、运动等在各科常见疾病的应用。

本套丛书的编写必将对提高人们的养生保健意识，掌握中医基本的养生方法，促进学科学术与健康产业的发展，造福民众做出新贡献。在书成付梓之际，读之有目识心融，牗其明而启其秘之快哉！爰不辞而为之序。

中央文史研究馆馆员
中国工程院院士 王永炎
中国中医科学院名誉院长

2018年9月

张 序

　　健康长寿是人类的基本诉求。中医学历来注重养生保健，源远流长，融汇了儒、释、道、医各家之主张，本身已构成中国传统文化的一部分。李约瑟博士指出：养生保健文化是中国人独有的。"天人合一""法于阴阳，和于术数"等理念和丰富多样的养生保健方法为中华民族的繁衍生息做出了卓越贡献。

　　没有全民健康，就没有全面小康。随着人均寿命的延长，老龄化社会的到来，人们对健康服务需求越来越旺盛，迫切需要充分发挥中医学养生保健、治未病的优势。世界卫生组织在报告中指出："医学目的应是发现和发展人的自我健康能力。"医学目的从防病治病转向维护健康，更加契合中医药的特色优势。可以说，中医学虽然古老，但其理念却不落后。中医治未病，符合先进医学发展的理念和方向，也得到了国际社会的广泛认可。

　　2016年召开的全国卫生与健康大会上，习近平总书记提出："要着力推动中医药振兴发展，坚持中西医并重，推动中医药和西医药相互补充、协调发展，努力实现中医药健康养生文化的创造性转化、创新性发展。"习总书记对中医药发展提出了一系列新思想、新论断和新要求，为我们"继承好、发展好、利用好"中医药伟大宝库指明了方向。

　　中医药强调整体把握健康状态，注重个体化，突出治未病，干预方式灵活，养生保健作用突出，是我国独具特色的健康服务资源。我常讲：中医养生学是当今世界上最积极、最普惠的预防医学基础。健康中国，人人有责，每个人都要关注自己的健康，做自己健康的第一负责人，关键是养成健康的生活方式和健康的素养。

　　中医养生保健理念和方法丰富多彩，但还需要加以挖掘，转化提高，推广应用，走进生活。目前养生节目和文章多之又多，但进行系统整理研究者尚少。作为曾主持和参与国家"973计划"课题专业人员，于春泉研究员、王泓午教授重视从传统养生学中汲取精华，曾撰写《中国健康养生论通考》等书，并通过媒体向大众讲授。

而今，于春泉研究员、王泓午教授领导的团队几经春秋，精心编写了《写给老百姓的中医养生书系》丛书，包括《中医养生保健》《中医养生饮食篇》《中医养生膏方篇》《中医养生药浴篇》《中医养生情志篇》《中医养生运动篇》。在《中医养生保健》总论中将中医养生保健的文化源流、中医养生保健的方法临床应用进行了全面系统的讲解。《中医养生膏方篇》突出中医膏方养生与四时、体质以及亚健康的密切关系，有助于有针对性地选择膏方进行调理，预防疾病。《中医养生药浴篇》梳理了中医药浴的历史源流，突出中医药浴养生与体质、二十四节气的密切关系，为药浴养生、调治亚健康状态提供参考。《中医养生饮食篇》突出药食同源、药补不如食补的理念，提倡吃出健康。《中医养生运动篇》突出中医养生运动的独到之处，又有机地融入其他养生运动防病的方法，指导通过运动来强身壮体、协调阴阳，达到防病、治病、保健的作用。《中医养生情志篇》在中医学心身一体的整体观指导下，对中医情志养生进行了从古至今系统详实的介绍，让中医情志养生更有理论性和实践性。本套丛书的编写将对提高人们的养生保健意识，传播中医养生基本方法，促进学术进步和健康产业的发展，造福民众发挥重要作用，兼具学术性和实用性。

书将付梓，作者邀序，欣然接受。养生保健服务健康，利国利民，乐观其成，也是为"健康中国"建设贡献的"薄礼"吧。习读之，践行之，获益之！谨望人人健康长寿！

中国工程院院士
中国中医科学院院长
天津中医药大学校长

戊戌年初夏于泊静湖畔

前　言

国家中医药管理局、科技部于2018年8月印发的《关于加强中医药健康服务科技创新的指导意见》中指出，到2030年，建立以预防保健、医疗、康复的全生命周期健康服务链为核心的中医药健康服务科技创新体系。要以中医药学为主体，融合现代医学及其他学科的技术方法，不断完善中医药健康服务理论知识，发展中医药健康服务技术与方法，丰富中医药健康服务产品，创新中医药健康服务模式。本套丛书系统总结了中医养生保健、防病治病等理论技术与方法，包括《中医养生保健》《中医养生饮食篇》《中医养生膏方篇》《中医养生药浴篇》《中医养生情志篇》《中医养生运动篇》六册。本套丛书遵循中医生命观、健康观、疾病观和预防治疗观，将中医药特色优势与健康管理、精准医学相结合，进行中医健康状态辨识与干预，充分发挥中医药在疾病防治领域的优势特色，提升了中医治未病的服务能力。

药浴是中医药传统治疗方法的一种，也是我国古代劳动人民和医家在与疾病作斗争过程中的智慧结晶。

《周礼·曲礼》中说："头有疮则淋，身有疮则浴。"从医学角度看，洗澡本身就是人人需要做的一项保健工作，它不但可以清洁皮肤，祛除身体外部的污垢，而且能加快血液循环，保持汗腺畅通，改善肌肤与组织营养状况，消除疲劳，增强抵抗力。药浴是中医外治法的一种，即在浴水中加入中药成分，这些成分能通过开放的毛孔被皮肤吸收，达到保健与治病的目的。几千年来，它在保障中华民族身体健康方面，一直发挥着巨大作用，是中医学的宝贵财富。

为使药浴更加广泛地服务于大众，让更多的人了解药浴文化及使用方法、注意事项，故编纂本书。全书十余万字，分上篇、下篇两个部分，其中上篇属总论，涵盖了药浴的起源发展、原理及特点、分类和适应证，药浴的四季养生和体质养生、民族药浴等内容。下篇为各论，按照常见疾病分类介绍药浴在治疗内、外、妇、男、五官等各科疾病中常用的处方及使用等内容。本书特点：

1. 上篇梳理了中医药浴的历史源流，突出中医药浴养生与体质及二十四节气的密切关系，指导大家采用药浴养生，调治亚健康状态。

2. 下篇每一章节按照内、外、妇、男、五官的常见疾病分类，详细介绍各科疾病的临床表现、内服方药及常用药浴的组成、功效、主治、使用方法，注意事项及预后调护等内容，为读者运用中医药浴方法防病治病提供了参考。

3. 本书为面向大众的专业性科普类书籍，也非常适合作为中医爱好者的入门读物。

本书能够顺利出版，非常感谢石家庄以岭药业股份有限公司和河北以岭医院的大力支持！

编者

2018 年 9 月

目 录

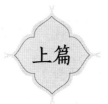上篇　中医药浴养生理论

第四章　四季药浴养生

第五章　体质药浴养生

第六章　民族药浴

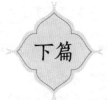 下篇　药浴治疗各科疾病

第七章　内科疾病的药浴调治

第八章　外科疾病的药浴调治

第九章　妇科疾病的药浴调治

第十章　男科疾病的药浴调治

第十一章　五官科疾病的药浴调治

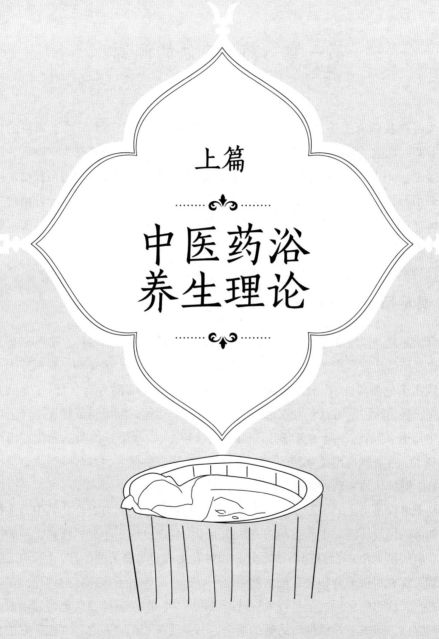

上篇

中医药浴
养生理论

第一章 药浴疗法的渊源

沐浴在我国历史悠久，早在3000多年前的殷商时代，就有关于沐浴的记载。殷商时期的甲骨文中记载："浴者，涤其身也；沐者，洁其发也；澡者，净其手足也。"中医将沐浴与中草药相结合，逐步形成了中国传统的药浴疗法。该法是采用药物煎汤，将全身或局部皮肤在药液中浸洗或进行淋洗的一种治疗方法。该疗法在我国源远流长，已有数千年的历史。由于该法作用温和，使用简便，疗效独特，所以一直备受医家和患者青睐。

一、奠基期——春秋战国秦汉

春秋时期，以气味芳香的药材所制"香汤"就被用来沐浴身体、驱邪避害，同时也是招待达官显贵的一种礼仪，药浴的雏形由此产生。最早药浴在医疗上大多被应用于疮疡科，《礼记》中载"头有疮则沐，身有疡则浴"，说明在春秋时期中医已采用沐浴的方法治疗头部和肢体的疮疡。战国时期大诗人屈原在《云中君》中写道："浴兰汤兮沐芳华"，记载了战国时人们就用芳香类的药物煎汤沐浴洁身了。兰汤就是用兰草煎的水，而兰草即为现在的佩兰，其气味芳香，有祛湿解暑、健脾化浊之功效。

马王堆汉墓出土的《五十二病方》是我国现存最早的医方著作，其中有大量关于药浴的记载。该书中所载药浴方法既用于内科病证也用于外科疾病，视病情不同，有局部药浴和全身药浴法之分。如对婴儿病间（痫）的治疗，《五十二病方》载用雷丸和猪煎膏和之，配水洗浴躯干局部。又如对于瘙痒症的治疗，需以桃叶煮水，饮热酒之后，全身浸入桃叶所煮热水中，即使瘙痒日久也可以治愈。对外科疾病，该书非常重视对患处的清洗，书中载有"渍""泯之""洒"等方法。渍，浸渍；泯之，指冲洗伤口；洒，洗涤外伤感染之脓疮。如其中记载"善以水洒加（痂），乾而傅之"。《五十二病方》对熏蒸法也有记载，如治疗烧伤留下的瘢痕，可用秋天的竹枝、竹叶煮水，以热蒸汽来熏疗。

秦汉时期，药浴疗法发展迅速。宫廷内流行温泉疗法，秦始皇在骊山建"骊山汤"，开启了中国温泉药浴之先河。温泉是自然的产物，对风湿病、关节炎、皮肤病以及各种妇科病等疾病具有很好的治疗效果。《黄帝内经》提倡在疾病治疗中采用内外并取的方法，并且提出了多种外治疗法，其中就包括药浴。《黄帝内经》中有"其有邪者，渍形以为汗""摩之浴之""行水渍之"等药浴发汗祛邪法的记载，是指对因外邪侵入而致病者，用热水浸浴，使邪从汗出。药浴可以使药物与人体体表的皮毛充分接触吸收，正如《黄帝内经》所言"三焦膀胱者，腠理毫毛其应也"，通过皮毛的吸收，可以使药物作用于经络脏腑，以达到治疗目的。此外，《黄帝内经》中还记载了热敷、热熨的方法，这两种方法都是药浴法的发展和延伸。如《素问·玉机真脏论》篇记载"今风寒客于人……或痹不仁肿痛……可汤熨及火灸刺而去之"，其所言"汤熨"即是用热敷、热熨以治疗筋骨痹痛的方法。西汉大医家淳于意曾以冷敷法治疗淄川王洗发后未干即睡，受风而引起的"蹶"病，这在当时不啻为一项发明创造。

东汉时期，药浴疗法逐渐完善扩充。张仲景在《黄帝内经》的理论基础上，著《伤寒杂病论》一书，其中记载有不同的药浴疗法，诸如洗浴法、敷浴法、熏浴法以及淋浴法。如对狐惑病湿热不化，以致前阴蚀烂者，以苦参汤洗之；治妇女因下焦湿热而出现"阴中蚀疮烂者"，以狼牙汤洗之，皆为熏洗疗法。其应用药浴方法并不局限于治疗皮肤、黏膜的问题，对于一些内科疾病，药浴法同样适用。例如以矾石煎汤浸泡双足，治疗脚气冲心或卒死而壮热者；以破气行血之败蒲煎汤沐浴，活血散瘀治疗"马坠及一切筋骨损"。另外治疗"百合病一月不解，变成渴者"，可用百合洗方治疗，也就是说对于百合病阴虚内热较甚者如仅用内服药难以收效，当配合百合煎水洗身，起到清热养阴润燥的效果。对于药浴的用法用量，《伤寒杂病论》中也有完备的记载，例如上文提到的百合洗方的用法用量为："上以百合一升，以水一斗，渍之一宿，以洗身。洗已食煮饼，勿以盐豉也。"同时期的《神农本草经》中，也有关于药浴的记载，如"茺蔚子，久服轻身，茎主瘾疹痒，可作浴汤"。

二、形成期——晋唐宋元

晋代时期，随着外科的逐步发展，内服与外治相结合的方式已在外科领域被广泛应用，药浴疗法也得到了发展。其中葛洪所著的《肘后备急方》是药浴疗法应用的典范，书中收录了许多有关药浴的内容，针对疾病的不同病因，不同发病部位，对药浴配方，以及具体用法都做了详细的记载。例如，书中记载酒洗、醋洗、煎黄柏水浴洗等方法治疗创伤和脓肿；五倍子、蔓荆子研末后煎煮，取其液可以治疗目涩痒痛；槲树皮煎汤，可治疗乳疮及诸败疮等。该书将药浴的用法归纳为溻渍法、淋洗法、热敷法、冷敷法等，根据不同情况，区别应用。晋末成书的《刘涓子鬼遗方》是我国第一部外科学专著，该书载方151首，较多地应用了外治熏洗之法。

唐朝以后，药浴得到了充分的发展，其应用范围更为广泛。除了临床常见诸如痈疽、丹毒、冻疮之类的外科、皮肤科疾病，药浴还可运用于内科、妇科、儿科、五官科疾病等疾病预防。这个时期的很多著作中，都记载有大量的药浴法，例如孙思邈的《备急千金要方》《千金翼方》用青木香汤浴洗，治疗小儿发热；以当归洗汤熏洗阴部，治疗产后阴肿；用药物煮水洗眼治疗目生翳障；以及用防风散浴洗手足，治疗头风眩目等。王焘所著的《外台秘要》中对药浴疗法也有很多记载，所载药浴方可用来治疗如痈疽、瘾疹、丹毒、冻疮、烫伤、手足皲裂等多种外科、皮肤科疾病。此外，唐代出现了我国第一部骨伤科学专著《仙授理伤续断秘方》，作者蔺道人在对骨伤科疾病的处理中，非常重视药浴外洗，该书中也载有大量浴洗方药。

宋元时期，药浴不再局限于治疗疾病，在预防保健中也开始普及，使得药浴的种类和用法再一次得到了发展。随着宋金元时期各大医学流派的出现，医家们对药浴的临床应用以及对其作用机制的阐释日趋完善，同时也极大地丰富了药浴疗法的内容和细节。例如宋元时期的《太平惠民和剂局方》《太平圣惠方》《儒门事亲》《圣济总录》等著作中，对药浴内容的记载涉及熏洗药物的种类、方剂、适应证、应用范围等等，相比于前朝更为充分。不仅如此，泡药浴在宋元时期逐渐被普及和发展，药浴逐渐从治疗疾病转变为预防保健；公共浴室的出现，也使得药浴按摩深入民间，开启了沐浴业、桑拿业之先河。

北宋《太平圣惠方》集宋代方书之大成，书中收录了163首行之有效的熏洗方剂，其中眼科24首，阴疮以及阴痒24首，骨折方11首等等。书中所载药浴法可分为膏敷法、淋洗法、摩浴法、沐浴法、熨洗法等。北宋钱乙《小儿药证直决》记载的外治法有水浴、热熨等。张子和在《儒门事亲》中将药浴归纳为"汗法"，并曾以药疗、冷疗、水疗和食疗综合运用治疗多种疾病。《圣济总录》中共载有药浴方40余首。这些医书中的记载均表明了此时药浴疗法不仅已被当作治疗方法应用于临床，同时也作为预防保健的手段被应用于日常生活。

到了元代，众多医家们继承了宋代的药浴经验并且对药浴进行了进一步的总结。如《外科精义》以《内经》理论为基础论述痈疽疮肿等疾病，作者齐德之结合个人治疗经验针对不同疾病总结出了很多药浴方，并且专门著有"渍渍疮肿"之法。渍法是将饱含药液的棉絮敷于患处，相当于现代常用的湿敷法；而渍法则是将患处浸泡于药液之中，因两法往往同时进行，故合称之渍渍法。元代的许国祯所著《御药院方》，收录了1000余首方剂，对于药浴在美容养颜及美发方面的功用进行了深入的挖掘。例如书中所载关于皇后洗面的秘方，选用了如藿香、沉香、白蔹、白檀、甘松、白芨、白芷、白茯苓、炒阿胶、皂角末、糯米粉、土瓜根、广茯苓、丝瓜、细辛、藁本等滋养润滑、芳香透表的药物，具有通经行气活血、濡润肌肤、祛斑养颜等功效；此外认为菊花散煎可以治疗脱发。对于各科疾病，也载有一些相应的浴洗方剂。

金元四大家中，如张子和的《儒门事亲》、李东垣的《兰室秘藏》以及由朱丹溪的弟子整理其学术经验所著的《丹溪心法》等著作中，均记载有药浴外治疗法。可见，药浴已经成为医生和百姓常用的治疗方法之一，此时期药浴方逐渐增多，同时治疗范围也逐步扩大。

三、兴盛期——明清

明清时期是药浴发展的高峰时期，药浴在这个时期的应用更加普遍，同时也更加成熟。这一时期的许多医学名著，例如最大的方书《普济方》、李时珍的《本草纲目》、吴谦的《医宗金鉴》、吴师机的《理瀹骈文》等，都记载了很多有关药浴的内容，为药浴疗法的应用提供了理论依据。

明初，沐浴以"混堂"之名混迹于百姓生活，入浴之人无分高低贵贱，皆可"混"而洗之，这是继宋元之后，泡浴在民间的进一步发展。明人屠本畯曾将"澡身"与"诵明言""襄名香""赏古玩"相提并论，可见，沐浴不仅可以净身洗垢，亦能调养精神。这反映了药浴在预防保健领域的作用，也是古人治未病思想的一种表现。

明代，医家对于药浴疗法的认识上了一个新台阶。李时珍的《本草纲目》中记载了沐浴、热浴、坐浴等不同的治法，其治病范围也日益扩大。《普济方》是明太祖第五子周定王朱橚等人编写的一部大型方书，其中记载药浴方剂百余首。如"风眼赤烂，明净皮硝一盏，水二碗煎化，露一夜，滤净澄清，朝夕洗目，三日其红即消，虽半世者亦愈也"，"痔疮肿痛，冬瓜煎汤洗之"，"妇人阴痒，蛇床子一两、白矾二钱，煎汤频洗"等。除此之外，众多医家对药浴理论的发展也做出了巨大的贡献。例如薛己在《外科发挥》中论述了肿疡、溃疡、发背、脑疽、肺痈、瘰疬、咽喉、杨梅疮等31类外科疾病的治疗原则和方法，其中不乏药浴方的应用。此外，还有汪机的《外科理例》、王肯堂的《证治准绳》以及申斗垣的《外科启玄》等著作都为药浴的发展做出了贡献，并对药浴疗法的种类、原理、用法、临床治疗进行了详细记载。

清代迎来了药浴发展的鼎盛时期，不仅药浴的应用更为广泛，药浴理论也得到了很大的发展。赵学敏遍访民间，搜集整理了《串雅外编》，其中列有熏法门、蒸发门、洗法门，其中所记载的药浴方都具有简、便、廉、验的特点，受到大多数医家的青睐，例如"小儿咳嗽，生姜四两，煎浓汤沐浴即愈"。药浴疗法不仅流行在民间，宫廷中也非常流行，《慈禧光绪医方选议》一书中，就收集了慈禧、光绪所常用的65个药浴处方，其中包括20个沐浴方，16个浴头方，3个洗面方，15个洗目方，7个洗四肢方，以及4个坐浴方。程鹏程的《得生堂外治秘方》，又名《急救广生集》，该书汇总了清代嘉庆前千余年的外治经验和方法，其中有很多关于药浴的内容，如："迎风流泪并眼目昏花，霜后桑叶煎水频洗，神效"，"脚汗，白矾、干葛煎汤洗"，"治痫仙方，茜草一握煎水，洗两足底即愈"等。

随着《理瀹骈文》等中医药外治专著的出现，中医药浴疗法进入了比较成熟和完善的阶段。清代吴谦等医家编撰的《医宗金鉴》中阐明了中药外用以及药浴疗法的治疗原理在于"借湿以通穷，干则药气不入"。《医宗金鉴·外科心法要诀》中记载有海桐皮汤、八仙逍遥汤等四种外洗方，并指出"洗有荡涤之功。涤洗则气血自然舒畅，其毒易于溃腐，而无壅滞也。凡肿在四肢者，渍渍之；在腰腹脊背者，淋之；在下部者，浴之"。同时还指出中医药浴方法可以"消散虚浮肿痛，舒其筋骨，使气血调和，筋骨宽软"。清代外治疗法的极力倡导者吴师机对药浴也十分重视，他通过对历代先贤外治疗法经验的研究，系统地总结归纳中医外治法，并进行理论上的升华，其著《理瀹骈文》中对药浴的理论基础、作用原理、辨证施浴、药物选择、主治功效、适应病症、使用方法以及注意事项等进行了深入而系统的阐释。书中药浴的治疗范围广泛，涉及内、外、妇、儿、五官、皮肤各科，在药浴种类上论述了熏、洗、沐、浴、浸、喷、浇、淋八法，并列举药浴方79首。吴师机认为药浴治疗疾病的原理是"可以折五郁之气而资化源"，"可以升降变化，分清浊而理阴阳。营卫气通，五脏肠胃既和，而九窍皆顺，并达于腠理，行于四肢也"。吴氏对药浴的精辟见解和应用经验，至今对临床仍有很大的指导意义。

由此可见，清代药浴疗法达到了鼎盛时期，为现代药浴的发展奠定了坚实的基础。

四、争鸣昌盛期——近现代

伴随着近现代医学的发展，中医学界对药浴的研究也取得了相应的突破。许多医学界有识之士对中医外治法进行了深入的探讨和研究，并将中医外治技术与西医学技术相结合，拓宽了药浴法的应用范围，同时还在一定程度上使得临床药浴的应用得到了简化。在此期间，随着药浴医理以及应用的普及，许多有关药浴研究的著作相继出版，例如南京中医药大学的《简明中医外科学》、顾伯华的《中医外科临床手册》、凌云鹏的《中医外科概要》、中国中医研究院（现为中国中医科学院）的《中医外科学简编》、尚德俊的《实用中医外科学》等等，都对药浴疗法的历史沿革、药浴种类以及治疗方法进行了详细的分类、归纳以及阐述。尤其是我国现代第一部关于药浴治疗的专著，尚德俊所著的《外科熏洗疗法》，涵盖了多种药浴疗法，涉及内科、外科和妇科等65种疾病，并且还对历代医家的临床经验以及应用药浴的方法进行了系统的总结。

随着对药浴的深入研究，一大批关于外治法和药浴的书籍相继出版，例如《中医外治方药手册》《中医外科常用外用方选》《中医外科外治法》《中国中医特色疗法大全》等等。这些书籍涵盖了内、外、妇、儿、骨伤、皮肤科以及一些急症的药浴疗法以及临床经验，使药浴法得到了广泛的应用与传播。除了药浴临床应用的发展，张文高教授等人以西医学科研技术，开展了对药浴机制的研究，其课题"药浴疗法与实验研究"主要从中医以及西医学两个方面进行研究，从消炎、镇痛和血液流变等不同的角度进行了分析和研究。

除此以外，药浴剂型方面也取得一些进步。例如将临时制备的中药煎剂通过现代蒸馏、提取等技术制作成颗粒剂、煮散剂或溶液剂等等，使用者随时可以加水溶解药剂进行药浴，简化了临床的使用方法，并且具有携带方便、随用随溶解、可以批量生产等特点。

纵观药浴的发展史、历代医家的著作，都表明药浴作为我国医学史上重要的一种治疗方法，一直受到人们的关注，无论是医学家还是皇宫贵族，或是普通百姓。在药浴的发展历史中，除了中医药浴以外，还有许多民族药浴也是独树一帜，例如藏族药浴、瑶族药浴、苗药浴、蒙医药浴、壮族药浴、傣族药浴等等，这些以不同风格和不同环境为基础而产生的民族药浴同样是我国医学史的瑰宝，值得人们去继承发扬。

第二章　中医药浴养生的原理及特点

一、作用机制

药浴法是中医外治法之一，即用药液洗浴全身或局部的一种方法。其治疗效果主要是通过药物与皮肤的直接接触，使药物的有效成分能够直达肌腠经络，从而达到用外治药物治疗疾病的作用。

西医学解释药浴起效的机制，主要是通过药物的直接接触和药物吸收两个方面。药液中的有效成分可直接接触皮肤、黏膜从而产生如杀菌、杀虫、消炎止痛、止痒等药效。此外，药物在熏蒸浴疗过程中经皮肤、黏膜等吸收到体内，发挥药理作用，达到治疗疾病的目的。当然，体表治疗作用与体内治疗作用并不是孤立的，二者相互协同，共同发挥作用。

药浴的具体作用与所应用的药物和作用部位密切相关。

（一）依药浴所用药物功效而异

外治法能对内科疾病产生显著的疗效，其作用机制主要取决于药物的效能，因此在临床中应用药浴疗法时，要遵循中医理论辨证施治，正如《理瀹骈文》所言："外治之药，亦即内治之药，所异者法耳。"中药浴的药效主要体现在以下三方面：

1-疏通经络，行气活血

在药浴液中加入行气活血的药物或利用浴液的温热之性可以起到促进气血运行的作用。如清代医家吴谦在其《医宗金鉴》中提出"擦洗之方，乃疡科之要药也"，因"洗有荡涤之功，涤洗则气血自然舒畅，其毒易于溃腐，而无壅滞也"。可见药浴可通过疏通经络气血促进疮疡的愈合。元代齐德之也曾在其《外科精义》中指出"夫溻渍疮肿之法，宣通行表，发散邪气，使疮内消也"，认为以药浴宣通气机有助于发散邪气，从而使疮疡不至于深陷。现代研究也证明，药液洗浴可以改善局部的血液循环，起到促进炎症吸收，减少渗出，消肿止痛等作用。对于久坐少动，气机呆滞，血行不畅者，药浴不失为一种简便有效的保健方式。

2 - 调整阴阳，协调脏腑

药浴可以通过外治达到内治的目的。温热药物为主的药浴，能够温阳散寒，提高中枢神经的兴奋性，加速血液循环，促进代谢及内分泌系统的功能；而寒性药的作用和温热性药物的作用截然相反，能够起到凉润、宁静、抑制的功效。所以通过在浴水中加入针对不同疾病的药物，经皮肤吸收，在其作用下可以透过经络，影响一身之阴阳，从而起到调整阴阳和协调脏腑的作用。

3 - 强身健体，延年祛病

亚健康是一种既非疾病也非健康的中间状态。生活节奏快，心理压力大，环境质量的恶化，以及不规律的生活方式都是导致亚健康的原因。药浴疗法能够达到中医"治未病"的目的，通过调动人体正气，通行气血，起到强身健体的作用。现代药理也证实，药浴疗法可以提高血液中免疫球蛋白的水平，从而达到增强人体免疫力的功效。正所谓"正气存内，邪不可干"，"邪之所凑，其气必虚"，药浴疗法可以通过扶正祛邪，起到强身延年之效。

（二）依药浴作用部位而异

由于发病时的病情轻重、病位深浅、患者自身体质差异、发病部位等因素的不同，在临床中对药浴的应用方法也不同。临床中药浴疗法可分为整体药浴和局部药浴两大类，其作用机制也不尽相同：

1 - 整体作用机制

药浴疗法的整体作用是指应用制备好的中药药浴洗剂，使其充分与人体接触，使药物能直接被机体吸收，从而其有效成分可以进入经络、肌腠、血脉，进而通过机体自身的血液循环系统和经络系统等将药物输布至全身，以达到发挥药效的作用。随着近年来对药浴作用机制的深入研究，发现药浴除了可以通过经络血脉等使药物达到治疗目的外，还可以提高机体的免疫能力，调整各系统、器官之间的相互作用。近年来的现代药物被皮肤、黏膜吸收后通过以下两种方法作用于机体：其一，药物经皮肤黏膜吸收后，被表皮深层吸收转运，最终使药物通过多种途径进入血液循环。其二，由于药物的局部刺激而引起的神经反射可以激发机体自身的调节系统，促使机体产生抗体，以此种方式间接提高了机体的免疫力。总而言之，全身药浴可以同时达到调整脏腑功能、提高免疫力、恢复健康的目的。

2-局部作用机制

药浴疗法的局部作用是指临床中针对患者局部患处，应用相应的中草药药浴，可以对患处、患处的皮肤、皮下组织、经络和血络，甚至相关的脏腑产生治疗、促进机体恢复、调理保健等作用。其机制是应用中药药浴对患者局部受损的组织、关节等部位进行外敷外洗，使药物透过皮肤达到患处，并且由于药物能直接作用于患处，可以提高局部组织的药物浓度，不仅可以提高疗效，同时还可以缩短治疗周期，及时截断病势。药物还可以对皮肤产生局部刺激，局部血管受刺激后会出现扩张，这个过程可以改变局部组织的血液循环，并改善周围组织的营养供应，达到消肿的作用。清热解毒和清热燥湿类中药常被用作局部药浴的药材。如金银花、大青叶、板蓝根、黄芩、黄连、黄柏等中药，均含有抗菌或抑菌的化学成分，煎煮取汁用来局部药浴，可以起到很好的解毒消肿作用；蛇床子、苦参、百部等燥湿杀虫中药在临床中常被用作外洗药来治疗癣类、妇科阴道炎等由真菌引起的疾病，可以有效杀灭或抑制真菌。除此以外，某些去腐生肌中药还具有促进细胞增生分化与肉芽组织增长的作用，可以通过促进巨噬细胞吞噬细菌、异物和坏死组织碎片，提高局部抗感染的能力，从而促进疮疡的愈合。

临床中某些中药在美容方面有独特的疗效。药物被面部皮肤吸收后，可以通过疏通面部经络气血、祛除污垢、滋润皮肤等作用起到美容养颜之效。一般来说，清热解毒类中药，如马齿苋、紫花地丁等常用来制成洗剂辅助痤疮的治疗；茯苓、白芷、珍珠粉等颜色为白色的中药常被调成糊状敷面，起到美白的效果；而活血化瘀类药物如艾叶、丹参等可用来辅助祛斑。现代药理研究认为，中药药浴能改善面部皮肤组织的血流，使面部皮肤组织得到充分的滋养而达到美容效果。

二、特点

中医药浴之所以能够长盛不衰，沿用至今，并深受大众的欢迎，是由其所具有的优势和特点决定的。其优势主要集中体现在以下几个方面：

（一）使用安全，毒副作用小

药浴疗法属于中医外治法，常在体表及患处局部施治，所以药物在血中的浓度很低，而在局部形成较高的浓度，从而避免了药物对肝、肾等脏器的损害。药物又非口服，所以避免了寒凉药以及辛辣药物对于胃肠道的刺激。另外，由于药浴需要的浴水量大，故而药液浓度相对较低，毒副作用少。

（二）方式独特，药水结合

在药浴治疗过程中，存在着药物的吸收、水温刺激、物理刺激、化学刺激的协同作用，因而中药药浴疗法是药物治疗与物理治疗的综合体。药浴液中的有效成分可通过皮肤、黏膜、经络渗透入体内发挥作用，较之内服药，避免了药物对口腔黏膜、消化道、胃的刺激，减轻了肝脏的负担，从而提高了药物的整体利用度。

《医宗金鉴》认为中药外用时，水是很重要的媒介，因药物"借湿以通窍，干则药气不入"。西医学也认为，药物的渗透能力和吸收能力与皮肤湿度呈正比，皮肤湿度越高则对药物的渗透、吸收能力越强。与此同时，适当的温度刺激可以起到调动身体阳气，调整新陈代谢的作用。水的机械刺激，表现为水对机体产生的压力，有助于刺激呼吸运动和促进气体代谢，压迫体表血管和淋巴管，增加血液和淋巴液的回流量，促进体液的再分配。此外，水中的微量矿物质，参与机体与浴水之间的热交换，增强水疗的化学刺激作用。由此可见，药浴是一种独特的给药途径，较其他外治法更有优势。

（三）简便易行，适合推广

药浴疗法使用方便，不需用昂贵的设备仪器，在家庭中也可应用。且技术性不强，容易操作，不受环境、技术等条件的限制，无论医务工作者，患者或其家属，一经指点，便可实施应用。此外，大多数浴用药材都是常用药，价格低廉，有些在乡村地区或山区更可随地取材，无须耗资，故非常适合推广普及。

（四）作用迅速，效果显著

药浴疗法直接以药物浴洗皮肤、孔窍、腧穴等部位，使药力直达病所，充分地发挥药物的作用。另外，由于药物的直接接触，局部组织中的药物浓度会显著高于其血中浓度，效专力宏，起效迅速。如治疗因各种原因导致的妇女阴痒，口服药物较难快速取效，而应用熏洗、坐浴等法治疗，对局部快速起到清洁、消炎、杀菌等作用，如应用得法，其疗效甚至远胜于内服药。用此法治疗皮肤病、跌打损伤等症，也较内服药或单用内服药有明显优势。

（五）应用广泛，妇孺皆宜

历代医家在长期运用药浴疗法进行实践过程中，不断摸索总结，积累了以该法治疗或辅助治疗多种疾病的经验。其适应范围之广，也成为药浴的一大特色。药浴疗法除在外科、皮肤科、骨伤科、五官科以及肛肠等科疾病的治疗方面具有优势之外，对内科、妇科病症也有显著疗效。此外对小儿不肯服药者，或脾胃素弱不适合服药之人，中药药浴有时可代替内服法，收获异曲同工之效。中药药浴同时也是养生防病、病后康复以及强身壮体的重要手段。通过洗浴，可以使腠理汗孔畅通，促进机体气血运行，放松全身，消除疲劳，促进睡眠，对健康人的养生保健和患者的愈后康复都可以起到良好的作用。

总之，药浴外治既能够辅助内治疗法，又可独立应用，大大丰富了临床治疗手段。

三、注意事项和禁忌

随着药浴的广泛应用，在使用药浴疗法时，需要遵循中医理论指导，同时在临床使用中还有一些注意事项和禁忌是不可不知的，详见如下：

（一）药浴的基本注意事项

1-遵循药浴处方及制备方法

药浴用药与内服用药一样，都需遵循辨病辨证结合的治疗原则，根据各自的体质、时间、地域、病情等因素，选用不同的处方及药物。

煎药和洗浴的具体方法也有讲究：将药物粉碎后用纱布包好（或直接把药物放在药锅内加水煎煮取药液亦可），加适量清水，浸泡20分钟以上，然后以大火煮开后，再以中火或文火煎煮30分钟，去药渣，取药液，倒进盆内，以温热的清水兑至所需浓度即可洗浴。有先熏后浴之熏洗法，也有边浴边以毛巾淋洗之擦浴法。

2-控制药浴的时间及温度

餐前、餐后半小时内不宜进行全身药浴。餐前肠胃空虚，若洗浴时温度较高，出汗过多，很容易造成虚脱。而餐后立即药浴会造成胃肠及内脏血液减少，血液趋向体表，不利于消化，并可引起肠胃不适，甚至恶心呕吐。洗浴时间不可太长，以半小时左右为宜，老年人及体弱者酌减。临睡前不宜行全身热水药浴，以免兴奋神经，影响睡眠。一般来说，浴水温度以40～45℃为宜，可依据治疗不同疾病的需要以及浴者体质的不同而调整，年老体弱者尤不适宜高温药浴。药浴时，室温不应低于20℃，局部药浴时，应注意全身保暖。全身药浴后应慢慢从浴盆中起身，以免出现体位性低血压，造成眩晕、摔跤。药浴药液可重复使用，用时加温，一般一剂药冬季可反复使用5～7日，夏季可用2～3日。

3-浴具要求

药浴对浴具有一定要求。全身浸浴的浴具要求清洁无油腻，内表面光滑无尖刺，大小适中，质地以木质者为最佳，其次为陶质、搪瓷材质等。局部浸浴用具以铜质器具为最佳，可先煎药，再洗浴，方便可行。或可先用砂锅、陶器等煎煮药物制成浴液，然后倒入搪瓷、木盆中使用。无论全身浴或局部浴，最好不用铁质器具。连续应用浴液时，应使用有盖的容器。使用前后一定要将浴具彻底清洗干净，防止细菌滋生，引起疾病。

（二）常用药浴法的注意事项和禁忌

虽然一般情况下，应用药浴是很安全的，但有时由于药浴所用药物具有刺激性、致敏性，或毒性，都有可能造成不良反应，甚至会危及患者生命。药浴使用方法不恰当、药浴时周围环境温度问题、药浴剂量以及患者本身体质偏弱等等，也会造成一定危险，所以临床中要严格遵守药浴禁忌。常用药浴法的具体注意事项及禁忌如下：

❶ **沐浴法**：浴液温度要适中，不可过热过冷，以免烫伤或受寒；沐浴时注意保暖，避免风寒，洗毕应立即擦干，披浴巾或盖被保暖。

❷ **浸洗法**：治疗癣时，浓度不宜过高；治疗时要注意保暖，避免风寒，浸洗完毕，要擦干局部；根据需要，某些疾患可先熏再洗浸；浸洗过程中可加温。

❸ **蒸汽浴**：蒸汽浴室应设有观察窗口，医者或工作人员应随时观察洗浴者情况，以防晕厥等突发情况。局部简易熏蒸治疗应注意避风保暖，防止受寒；患部与药液之间应保持适当距离，可根据药液的温度不断调整，以温热舒适不烫皮肤为度；恶性肿瘤、癫痫、急性炎症、心脏功能不全以及发热患者及有出血倾向者禁用此法。

❹ **热敷法**：热病、高血压及局部尚有出血者，不宜用本法；热敷温度要适当，既不可过高，以免烫伤皮肤，也不能太低，以免影响疗效，治疗中可随时询问患者对敷料的冷热感觉；热敷过程中患者如感觉不适或局部有不良反应，应立即中止治疗；使用本法的同时，还可配合其他疗法，以提高疗效。

❺ **冷敷法**：属于虚寒性病症忌用，冷敷应在药物煎沸后冷却使用，药性宜浓；寒冷季节应注意室内温度要正常，预防感冒受凉。

❻ **热熨法**：热熨方法主要用于治疗各种寒证，故热证患者禁用此法。癌肿、局部皮肤溃烂、急性出血性疾病及孕妇的腹部和腰骶部均亦禁用本法。寒冷季节进行热熨治疗时，应注意室内温度，预防受凉感冒。对患有高血压、心脏病的患者应当逐渐加温，且温度不宜过高，否则易致病情恶化。施术者要常检查熨物的温度，熨包是否破漏，患者的皮肤有无烫伤、擦伤等，在治疗过程中，应当常询问患者是否有头晕、头痛、心慌、恶心等不良感受，如出现当立即停止治疗。

此外，以敷法和熨法进行局部治疗时，应根据病情需要，协助患者选取舒适的治疗体位，如治疗头、面、颈、肩部，可取坐位；治疗胸腹部时，可取仰卧位；治疗背、腰、臀部位可取俯卧位。医者应视患者病情的轻重缓急，拟定单用药浴法或选配内服及其他必要的治疗措施。对汞剂过敏者，禁用各种丹药及腐蚀性药物。在使用砷制剂时应间断性用药，减少发生砷中毒的可能，头面部、孕妇、婴幼儿一般禁用汞、砷制剂。

第三章　常见药浴疗法的分类和适应证

第一节　全身浴

一、全身浴概况

全身浴即在浴缸内加入适量温水，可选择加入提神解乏的精油或者具有特定功效的药浴洗剂，将头部以下浸泡在浴缸内，保持放松，维持10～20分钟左右，中途若水温降低可适当加入热水调节，这是一种解除疲劳，改善全身血液循环，缓解肌肉紧张的保健浴法。除了以上所述的优点外，还可以保持皮肤的清洁，改善皮肤表面微循环，起到美容养颜的作用，同时对身体祛病健身有重要的作用。例如冬天对付寒冷症状，驱除体内蛰伏的邪气等等，利用全身浴让全身完全变暖非常重要。除体虚年老者，药浴的基本要求是保持水温在40～41℃，浸泡20～30分钟。浸泡5分钟，全身的皮肤和肌肉开始放松舒张，随后皮下的血管在热水的作用下扩张，且血液循环加快。随着浸泡的时间延长，全身由外至内逐渐变暖。但是浸泡时间不宜过长，长时间会导致过量出汗，丢失电解质和水分，造成血压下降等。浸泡结束后，应当用温水清洗身体，以结束全身浴。

二、全身浴作用机制

全身浴的目的是通过身体完全浸入浴缸，使全身的血液循环加快，辅助机体排除毒素，温度稍高的热水还能够帮助加速脂肪的代谢。在温水中，体温逐渐升高，汗腺以及毛孔张开，大量汗液排出体外，体内的毒素也随之排出。在此作用下，能增强体质，同时还能达到护肤的目的。

全身浴比半身浴消耗更多卡路里，并且入浴时间短。此外，泡全身浴能通过适度的水压，增强心脏功能，促进血液循环，收到良好的效果。

适应证 部分皮肤病而致的皮肤瘙痒；周身关节酸痛、肢体麻木；疲劳、肌紧张、血液运行不畅。

浴前准备 浴缸、足量的温水（水位没过胸部）。

操作流程 用温水泡浴，水温控制在40～41℃，沐浴时间20～30分钟。对于年轻人来说，水温可适当调高，而老年人在沐浴时的水温应根据自身体质和是否有心脑血管或血液系统疾病而定，因为水温超过42℃时，会引起交感神经兴奋，心率和血压变化增大，同时有可能引起大量汗出，出血倾向等，也有可能由于血液中水分随汗液的大量流失，增加血栓形成的危险。所以患有高血压、动脉硬化和糖尿病的老年人，不要在42℃以上的水温中过久浸泡，时间可控制在10～15分钟，应以身体没有不适感为前提。

注意事项
① 患有血液系统疾病、高血压、动脉硬化或者糖尿病的患者浴洗时间不宜过长，同时水温不宜过高。
② 有外伤未愈者不宜选用。
③ 心功能不全者不宜选用。

第二节 半身浴

一、半身浴概况

半身浴，是指将肚脐以下部位浸泡在37～39℃的温水或药浴液中20～30分钟以上的一种保健疗法。由于受当今社会肥胖、疲劳、紧张等因素的影响，亚健康问题已经逐渐成为人们关注的焦点，在这种紧张的生活节奏中通过何种方法可以快捷地缓解自身疲劳，改善机体的免疫力以及提高自身的健康水平已经迫在眉睫。"半身浴"，以其独特的魅力，在东亚掀起一股美体热潮，尤其深受下半身赘肉偏多，或是浮肿虚胖的女性的青睐。此方法不仅可以让从心脏流出的血液，1分钟内完成体内循环并回到心脏，不会给心脏造成负担，对改善虚寒、低血压等体质很有效；而且方便易行，不会占用太多时间，利用半身浴的时间人们还可以阅读、工作，提高了效率。

半身浴适合老年人或者心功能较差的人群。由于半身浴主要作用在肚脐以下的部位，所以温水或药浴液不会对心脏造成过大的负担。据统计显示，每年约10%～20%的老年高血压患者在洗澡时突发脑血管疾病。对于老年人而言，半身浴不耗费过多体力，是一种较为安全的方法。

二、半身浴作用机制

半身浴对身体有按摩作用。半身浴和普通浸浴相比，消耗卡路里更多。半身浴能促进身体排出废物，促进身体的新陈代谢，如果早起有面部浮肿或晚上有脚部浮肿的问题，半身浴的发汗作用，更有助于消除浮肿，减去多余脂肪。

 适应证 截瘫或腰以下疾病，例如膝关节疼痛、下半身血液运行不畅、下肢疼痛或痿痹、下肢水肿、下肢静脉曲张、腰背疼痛等。

 浴前准备 浴缸、足量的温水（水位过腰）、干净毛巾。

 操作流程 通常用温水泡浴，热水淋浴只会使皮肤表面变红，洗浴的水温最好控制在37～39℃。时间可控制在20～30分钟，应以身体没有不适感为前提。

注意事项

① 患有血液系统疾病、高血压病、动脉硬化或者糖尿病的患者浴洗时间不宜过长，同时水温不宜过高。
② 有外伤未愈者不宜选用。
③ 心功能不全者不宜选用。

第三节 坐浴

一、坐浴概况

坐浴是借助水温与药液的作用，通过让患者坐于药剂中，是其有效成分充分与前后二阴接触，从而促进局部组织的血液循环，增强抵抗力，促进炎症吸收，减轻外阴局部的炎症和疼痛，使创面清洁，有利于组织修复。通常情况下，这种药浴法适用于各种外阴炎、阴道炎症、肛周疾患、外阴阴道手术前准备及生产7～10日后的产妇等。早在东汉时期张仲景的《金匮要略》中坐浴就有相关记载，例如治疗百合病的苦参汤、妇人三篇中的各类外阴洗剂。随着现代人们生活水平的提高和对健康知识的关注，坐浴疗法已经逐渐走进了人们的日常生活保健中，例如妇女会稀释洁尔阴或者少量高锰酸钾等杀菌剂来清洗外阴；临床中也常用坐浴法来配合治疗多种妇科疾病或者肛肠类疾病。

二、坐浴作用机制

应用古法药物配制的坐浴洗剂依然在临床中广泛应用，是因为古法坐浴多采用中药配伍制剂，除了可以直接和创面接触，使得药力直达病所，药效发挥较快的特点以外，还可以促进局部的血液循环，通过药物的配伍达到燥湿敛疮，活血化瘀通络的效果。

适应证

❶ 前后二阴疾病。例如外阴瘙痒、阴疮、带下病、慢性前列腺炎、痔疮、肛裂、便秘等。

❷ 臀部疮疡或皮肤病。

浴前准备

坐浴盆1个、坐浴溶液2000ml、坐浴液温度41～43℃、坐浴架1个、无菌纱布1块。

操作流程

❶ 在坐浴盆内按比例配制好所需溶液2000ml，水温适宜。不同的疾病，坐浴水温也不同。①热浴：温度为41～43℃，先熏洗后坐浴，时间控制在20分钟。适宜急性炎症等。②温浴：温度为35～37℃，时间控制在15分钟左右。适宜盆腔炎等。③冷浴：温度为14～15℃，时间控制在2～5分钟。适宜阴道松弛等。

❷ 将坐浴盆置于坐浴架上，嘱患者排空膀胱后全臀和外阴部浸泡于溶液中。坐浴时间长短可根据各人具体情况而定。清洗防病坐浴时间可短些，用作治疗前列腺病或痔疮，每次应15～20分钟，每天1～2次。但由于长时间坐浴对于体弱的患者来说，极易出现眩晕等不良反应，因此此类人群应缩短坐浴时间，一般以10分钟为宜，以免跌倒等意外发生。

❸ 结束后用无菌纱布擦于外阴部，清理用物，消毒浴盆。如坐冷水浴，需按照下列方法更换热水和冷水的。在盆里倒满热水（约38℃），浸满骨盆。准备一盆冷水，置于热水浴盆旁边。在热水浴盆里坐4分钟。在冷水盆里坐30～60秒。或在热水浴盆旁的冰水里放一块小毛巾。然后小心翼翼地跪在热水里（注意不要滑倒）。用冷毛巾擦洗双腿和外阴。让冷毛巾停留30～60秒。最后，继续坐热水浴。这一过程重复3～5次。以冷水处理结束这一疗法。

注意事项

① 坐浴液按比例配制，高浓度易烧伤黏膜，低浓度治疗效果不佳。

② 坐浴前先将外阴及肛门周围擦洗干净。

③ 坐浴时需将全臀及外阴浸入药液中。

④ 月经期、阴道流血、孕妇及产后7天内的产妇禁止坐浴。

第四节 足浴

一、足浴概况

中医足浴疗法有很悠久的历史，是我国古代人民在长期的医疗实践中知识的积累和经验总结，发展至今已经有了3000多年的历史。无论是采用中药配制的药剂稀释泡脚，还是简单而传统的热水泡脚，被广泛应用于人们的日常生活中，例如民间歌谣中唱到"春天洗脚，升阳固脱；夏天洗脚，暑湿可祛；秋天洗脚，肺润肠濡；冬天洗脚，丹田温灼"。随着年龄增长，阳气渐衰，不能发挥温煦作用，以至于寒邪趁机侵入人体。足部属阴，寒邪亦为阴邪，故足部容易受寒，所以古人注重对足部阳气的保养。不仅如此，足部的穴位很多，通常足浴疗法除了可以对足部或者小腿的疾病产生疗效以外，甚至可以通过药物或热水等刺激足部穴位以及改善足部血液循环，调节人体其他各系统的疾病。例如在《五十二病方》中有记载通过足浴疗法治疗小腿挫伤的方法，其机制是将制备好的药液置入盆中，患者通过可以滚动的木踏脚，将足放入汤药中洗浴、浸泡、熏蒸，与此同时还可以按摩足心，刺激足部穴位以及改善血液循环，加上热力使得药效发挥得更快，以此来祛病健身。

二、足浴作用机制

足浴，不仅仅是用热水泡脚那么简单，可以根据中医辨证施治的原理，选择适合的中药足浴方，水煎之后取药汁与热水混合，然后泡脚，刺激足部的穴位，使药物的成分渗透进足部的经脉，运行及作用于身体，以达到预防和改善疾病的目的。

在《礼记》中，我们可以看到有关以中草药煎汤的"熏、蒸、浸、泡"疗法。神医扁鹊根据人们的生活习惯，也发现了用中草药热水泡脚的祛病良方。

用中药足浴要比单纯热水足浴效果更好。中药足浴一般以温阳散寒、活血通络为主，常用药物包括川乌、花椒、桂枝、细辛、干姜、附子、红花、艾叶、赤芍、川芎等。

足浴一年四季都可以，以冬季为最宜。中医有云："寒主收引。"天气寒冷，自然会令阳气收敛，令气血循环减弱，除了怕冷外，有时还会影响各脏腑的功能。所以，冬季若想健体，除了进补药膳外，不妨试试中药足浴。冬天阳气潜藏，本身就是补益养生的时节。冬天天气寒冷，很多人尤其体质虚弱的女性，容易出现手脚冰凉的情况，而晚上睡觉之前进行足浴，能提高身体温度，达到暖身祛寒的效果，并且将不同的中药配制成足浴药液，热力更能帮助药力渗透，有助于行气活血，强身防病。

　　夏季炎热，人们往往贪图寒凉，加上饮食结构不合理，夏日之时多食寒凉油腻食物，因此体内多寒湿。经常足浴，能祛寒除湿，预防寒湿引起的风湿性关节炎、关节疼痛等症。夏日足浴，时间可以稍短，水温可以适当降低，但不能用凉水进行足浴，会损伤阳气。

适应证

❶ 妇科疾病：脏腑气血失调，经络或胞脉受损，常见疾病如痛经、术后恢复、盆腔炎性疾病后遗症、围绝经期综合征。

❷ 心血管系统疾病：高血压、高血脂、冠状动脉粥样硬化性心脏病。

❸ 糖尿病、肥胖。

❹ 神经系统疾病：脑血管后遗症半身不遂、周围神经炎、失眠、抑郁。

❺ 类风湿性关节炎。

❻ 其他：运动系统骨折后肿痛、骨关节炎、颈腰椎病、足跟痛、周围血管病静脉曲张。

浴前准备

足浴盆1个、足浴溶液2000ml。

操作流程

❶ 在足浴盆中加热水1500ml左右，水温控制在45℃。

❷ 再将一次性无毒耐热腿足浴专用药袋浸泡在热水中或将制备好的洗剂500ml左右倒入足浴盆中。

❸ 根据患者性别、年龄、疾病、体质的差异，设定温度、时间。一般浸泡30分钟，最多不能超过40分钟。

注意事项

① 足部有创伤、水疱、溃疡或脓肿者禁用足浴。

② 有出血倾向者，不宜足浴。

③ 高血压及心脏病患者进行足浴时，水温不宜过高。

第五节　手浴

一、手浴概况

在足浴疗法中，基于足部是足三阳与足三阴经交接部位，其分布的穴位数量以及经络之间的密切联系决定了足浴的疗效是较好的。相对于足浴疗法而言，手部药浴法也是基于手三阳、手三阴经交接的这个理论，所以手部药浴在治疗疾病、缓解疲劳、疏通经络等方面也是有一定的疗效的。

二、手浴作用机制

中医经络学说中，手三阴经与三阳经都循行过手部。手浴则可以刺激手部经络穴位，辅助以中药更能促进气血循行，疏通经络，增强体质，即"经络通，气血行，则健康无病"。依据"瘀得寒则凝，得热则化"的中医理论，通过药物和热力的结合，开腠理，活血而通络，缓解肌紧张。除此之外，在手浴的过程中，还应适当加入一些可以疏通经络，松解肌肉的按摩手法，例如揉、搓、按、弹、拔、伸等，以助疏通气血经络，从而提高疗效。

手浴疗法集中药药浴和穴位按摩于一体，一年四季皆宜。在中药和热水的双重作用下，能够达到舒筋活血，促进气血循环的作用。适宜防治腕关节、上肢、肩背等局部病症，适宜年老体虚人群，尤其以阳气虚血液循环不畅者为宜。常常选用温阳散寒，活血通络止痛的药物，包括伸筋草、桑枝、红花、乳香、花椒、桂枝、威灵仙、赤芍、艾叶等各20～30g。

适应证　手部皮肤病，手部肌肉关节疼痛，手部扭挫伤等。

浴前准备　手浴盆1个、手浴溶液2000ml。

操作流程

❶ 准备热水，温度控制在40～42℃，水量以浸没双手为宜。

❷ 浴前准备工作，双肩放松，调整呼吸节律。

❸ 双手张开浸泡在水中5～10分钟。若手浴时水温下降，可再加适量热水。浸泡时可适当配合按摩手法。

❹ 手浴结束后，用洁净毛巾擦拭干净，注意保暖。手浴频率可以早晚各一次，因其简便易行，没有地点和时间的约束。

注意事项

① 患者手部烫伤或者手部外伤严重者，例如骨折，筋肉撕裂伤等不宜使用。

② 防止水温过高导致的烫伤。

第六节　头面浴

一、头面浴概况

　　头面浴是利用温水稀释的中药浴液进行沐发、洗头、洗面的一种面部美容保健法。不仅对头皮、头发、面部皮肤和肌肉有着一定的美容保健作用，还可以辅助治疗一些面部疾病。

二、头面浴作用机制

　　中医理论认为，面部皮肤的红润有赖于机体脏腑功能的正常以及气血的充养。故美容养颜，当以调养脏腑和气血为基础，气血充沛，运行无阻，则面部皮肤可得充分的滋润和濡养，从而达到美容养颜的目的。头面浴从外在补充了面部皮肤肌肉的水分，配合理气血的中药，可以促进面部气血运行，同时还要求人们从内部配合头面浴进行调养，例如劳逸结合，舒畅情志，合理饮食及睡眠等等。

适应证

❶ 美容养颜。

❷ 缓解疲劳、失眠。

❸ 改善面部气血的运行。

浴前准备 脸盆、洁净毛巾。

操作流程 面部美容的外洗方法，总结起来主要有以下两种方法：

蒸面法：蒸面法是较常使用的简捷美容法。它是选用具有营养肌肤、芳香美颜的药物，将药物煎汤去渣，或将药物浸泡液（以及有效成分提取液），加水适量，加热使之蒸腾，借助其产生的热效应，使面部毛细血管扩张，改善局部血液循环，促进药物的吸收，补充皮肤的水分，改善皮肤的营养状况，以达到治病美容目的的一种方法。本法适用于祛斑减皱，润肤悦颜。使用本法可以选用市场上销售的电热式蒸面器等各种蒸面器，也可将药液倒入脸盆，放在火炉或电炉上使之持续蒸发，使蒸汽温度保持在45～50℃之间，直接熏蒸面部。一般每周2～3次，每次5～8分钟即可。

洗面法：洗面法也是常用的美容美发方法之一。方法是将药物煎汤，根据病情趁浴水温热之时，或稍凉后，直接洗浴面部的一种方法。本法具有活血祛斑，消炎除痤，解毒平疣，润肤美容，以及去头屑、护发美发等作用。适用于损容性皮肤病的治疗，如色素沉着性皮肤病、痤疮、面部疣、脂溢性皮肤炎、脱发、须发早白等，以及颜面毛发的保健。洗面法有热法与冷法之分。热洗法多与熏蒸法配合使用，采用先熏后洗的方法，具有通调血脉、疏通腠理、清洁肌肤、润肌悦颜、抗皱防衰的作用，适用于色素沉着性皮肤病的治疗及皮肤的保健。冷洗法具有清热解毒、杀虫收敛之功效，适用于痤疮等炎性皮肤的治疗。

注意事项 避风寒，尤其浴后受风。面部急性炎症性或者面部皮肤有破损者应慎用。

第四章　四季药浴养生

第一节　春季

一、季节特点

中医理论认为春属木，应肝之气。木性当条达舒畅，以应春时万物生长萌发的特性。相应人们在春季养生也应以顺应自然，以舒畅肝气，活动筋骨而不过劳，随气温加减衣物以保护自身阳气，使情志平和，不悲不怒。如《黄帝内经》的"春三月，此谓发陈"之说，起居当适宜减少睡眠时间，夜卧早起，放松身心，以充分使身体顺应春季生发的特点。如果因气郁或气虚，不能"发陈"，清阳不能上升，人就会感觉到明显困倦。应用理气升阳的中药药浴，可助机体发越陈气，升达清阳，较快地缓解春困。在认识中医春季药浴养生之前，首先要了解春季人体的特点以及如何顺应春季特点来养生。

二、养生原则

一年之计在于春，春季养生首先当以调神，调情怡性以畅升降之机为主，而所谓调畅神情，主要是指对意识思维情绪的调节。《灵枢》中有云："失神者死，得神者生。"春三月，气机发陈。人体一身的阳气潜藏一冬，随着春季的到来，人体顺应春季气机发泄的特点，阳气开始生发。春季应肝，肝喜疏泄条达，故保持心情舒畅愉悦，思想上乐观，不患得患失，使人体气机调畅通达。《黄帝内经》中指出春季当"生而勿杀，予而勿夺，赏而勿罚"，其意是在春季要保持万物生机，以应春日养生之道。

除了调畅神情以外，还要做到起居有常，以绝外邪之患。初春之时，天气变化极为明显，冬季与春季交接之时，气温乍暖还寒，相应地，在春季的生活起居方面就应该顺应春季天气变化的特点。首先在穿衣方面要保证衣物的柔软宽松舒适，同时还要根据天气冷暖变化注意人体的防寒保暖，衣物不可以顿减，以防止感受外邪，导致腠理闭塞，从而阳气不能生发外达，使人受寒引发疾病。随着春季气机生发，万物复苏，人体各脏腑也顺应着春季的特点，其功能也开始恢复。春天的运动应采取有助于阳气升发、强健各脏腑功能的方式，如散步、郊游、放风筝、打太极拳、八段锦、易筋经等，不仅能舒张筋骨，畅通血脉，增强机体免疫力，有利于身体健康，而且能使人精神振奋，心旷神怡，有益于心智发展。春季风气盛，易夹杂各种致病因素，侵害人体而发病。药浴时，应尤为注意慎避风邪。

三、常用药浴方及其功效

中医药浴的基本原理是通过外用中药洗剂，使得人体局部或全身的气血通畅，调节人体的正气，以助驱除外邪。在药浴接触人体时，配合适当的水温，可以加速人体气血的运行。而春季药浴，是通过在温水中加入能通畅气血、缓解疲劳、调养肝经、改善睡眠的药物，使得人体的气机能顺应春季的特点，能正常升发，不被外邪所伤，从而达到祛病健身的目的。

以下是春季常用的药浴方：

❶ 黄芪15g，桂枝、柴胡、艾叶各10g，甘草3g。此方具有调养肝经，升举阳气，缓解春困的作用。

❷ 陈皮、少许米酒同煮，以纱布包裹，连同药汁共同放入洗澡水中。此法具有促进胃肠蠕动、嫩肤、温升阳气作用。适宜虚寒体质人群。

第二节 夏季

一、季节特点

关于夏季养生，早在《黄帝内经》中就有提出，"夏三月，此谓蕃秀，天地气交，万物华实，夜卧早起，无厌于日，使志无怒，使华英成秀，使气得泄，若所爱在外，此夏气之应，养长之道也"。《内经》中指出经过了春季万物气机的生发，夏季的气机逐渐旺盛起来，所以夏季是一个万物繁茂生长的季节，万物开始开花结果，相应地人们应当顺应这个季节，晚睡早起，并且不能因为天气炎热而贪图寒凉，折损阳气，使情绪平和不躁，使体内的阳气自然得到宣散，使得机体内的邪气可以排出体外，乃是顺应夏气、保护身体功能旺盛滋长的养生之道。

二、养生原则

中医理论中心应夏气，夏当静心。心与夏气相应，五行中属火，与夏季炎热的天气相应。夏季天气逐渐转热，易使人们感到闷热、困倦、烦躁不安、发热、体倦乏力、头晕、恶心、胸闷，甚至出现昏厥、痉挛等。故中医认为人们在夏季应该保持平和的心态，不急不躁，使心火得以正常发挥其生理作用，同时让自身的思想平和下来，以养心神，就如同俗语常说的"心静自然凉"是一个道理。

除此之外，中医还提倡"冬病夏治"。借助夏日阳气盛的特点，针对一些阳虚或气虚引起的病证进行治疗，往往有良好疗效，例如风湿病、哮喘、反复感冒等。

三、常用药浴方及其功效

依据夏季万物繁茂生长的特性，以及夏季属火，火性炎上的特点，夏季药浴的养生重点是调养心神，平和心火，同时夏季又是暑湿盛行的时候，通过药浴可以顾护正气，以解暑降温，相应的又可以达到调养心气的作用，加上一些祛湿的药物，可以使湿气通过汗液排出体外，所以夏季也同样是祛除暑湿的一个很重要的季节。总的来说，夏季药浴养生的目的在于调养心神，解暑祛湿。

以下是家庭夏季常用养生药浴方：

❶ **风油精浴**：药浴前在水中加入十几滴风油精，具有清热解暑爽身的功效。

❷ **仁丹浴**：药浴前在水中加入仁丹，搅拌均匀。成人一包，小儿用量减半。具有舒畅神志，清热解暑醒神功效。

❸ **芦荟浴**：取2~3片芦荟叶，洗净后切丝，以洁净纱布包裹，药浴前在水中揉搓。具有滋润皮肤，美白等功效。

第三节 秋季

一、季节特点

中医理论认为，秋季燥气主令，称为"秋燥"，其气清肃，其性干燥。秋季当"容平"，养生以收敛阳气，平和情志，使内外平和。秋季是夏去冬来的转换时期，人的抗病能力有所下降，由此秋燥之邪就易乘虚侵入。肺为娇脏，易为邪气所伤，而秋令多燥，燥邪又易耗伤人体津液，常可见咳嗽或干咳无痰、口干舌燥、口干、舌燥、咽痛、目涩、鼻衄、干咳少痰、皮肤粗糙、大便干结等症状。《黄帝内经》言"天气以急，地气以明"，秋季昼夜温差变化较大，气温减低，阳气逐渐收敛，毛孔闭合，排汗减少。秋季天气变化急骤，阳气若不能平和收敛，会引起精神及情绪上的波动，表现为乏力、情绪低落、失眠、头痛和易激动等。

二、养生原则

秋季养生的基本原则是防凉防燥。肺气宣发肃降功能正常，能顺应秋季容平的特点，则气旺而不受邪，是秋季养生的基本方法。

三、常用药浴方及其功效

依据秋季燥性主令的特点，秋季药浴的主要目的是滋阴润燥，通过在药浴液中加入使皮肤滋润的药物可以避免秋燥，这使药物有效成分经皮肤直接吸收，可达到舒缓心情、美肤润肤的效果，同时加入一些滋阴药物，可以对秋燥有针对性的养生保健。

以下是秋季常用的药浴方：

❶ **玫瑰花泡澡：**浴前准备玫瑰花200g，用清水浸泡半小时，水煎10分钟，时间不宜过长。将玫瑰水倒入浴缸中，加入适量温水，进行沐浴。玫瑰花功善利肺脾，疏肝解郁，芳香醒神。

❷ **桑叶泡澡：**干桑叶250g，清水浸泡半小时，水煎半小时，将药汁倒入浴缸中。桑叶功善润燥润肺，最宜秋季调理肺气。

❸ **荷叶、山楂、茶叶泡澡：**三药各200g，浸泡后取汁倒入澡盆即可。可清利头目，祛热除烦，滋润皮肤，促进人体新陈代谢。

第四节　冬季

一、季节特点

《黄帝内经》理论中提出"春夏养阳，秋冬养阴"。秋冬之际，天寒地冻，阳气入于阴分，人体肌腠关闭，保护阳气不被外界阴气折损，同时阳气入于身体之内，受体内阴分的润养，得以恢复，至转年身体才能健康，阳气升发的功能才能正常。冬季，万物都归于闭藏的状态，所以养生当顺应冬季的"蛰伏闭藏"的特点，采取顾护阳气、养阴扶阳、濡养机体的养生保健方法。冬季，阴寒气盛，最易折损人体阳气，故冬季养生应避寒就温，敛阴护阳，以使阴阳相对平衡，养生之道当顺应自然、顺应天地、求天人合一。夏季气候从温到热，万物自生而长，温与热、生与长都属阳；冬天气候由凉到寒，万物从收而藏，凉与寒、收与藏都属阴。因此，在冬季人们要想健康无病，就应该顺应天时以养阴，也就是养收藏之气。

二、养生原则

养生的基本原则当以闭藏为本，保护阳气，使阳气不随便外泄，同时也要重视保护阴气，以达阴中求阳之意。养生当顺天气生长收藏之道，冬季万物皆"闭藏"，收藏阴精，使精气内敛，以润五脏。最忌冬日不能保护阳气，或穿衣单薄以伤阳，或过食辛辣以损阴，阳气损则寒凉，阴气损则阳无以生。长此以往，人体阴阳、精气受损，体质逐渐转虚。中医理论又认为冬季主肾，肾本闭藏，受五脏六腑精气，所以冬季养生又当以养肾为本。肾主骨、藏精、生髓、造血。肾既然是我们先天之本，先天之本充足，人体其他脏腑才能发挥正常的生理功能。

在冬季，风、寒、湿邪盛行，机体虚弱，免疫力低下，邪气会乘虚而入，伏藏于机体之中。当季节交替或机体受到其他相关因素刺激时，伏藏于体内的邪气趁势伤人。所以冬季最好的养生策略就是保护自身的同时，用简单易行的药浴方法辅助机体，以扶助阳气，祛除外邪而不伤正。在药浴的过程中，借助药浴液的热力和药浴液中的中草药成分，可以充养阳气，促进气血运行，使正气足。正气足则邪气不能伤害人体，同时存在于体内的风寒湿邪气也会随着毛孔的开合而排出体外。因此，冬季药浴往往具有祛风除湿、活血通络、阴阳双补等作用。这些药物有效成分通过药浴液与皮肤之间的交换，通过毛细血管吸收进入体内，可以明显改善身体的局部血液循环；药浴能促进排汗，并作用于经络，促进经络的调节功能。药浴刺激皮肤神经末梢，形成反射，从而祛湿排毒，达到润肤保健的作用。

三、常用药浴方及其功效

冬季泡药浴，药物作用于全身肌肤，由表及里，通达脏腑，改善微循环，可以有效疏通肾经经络、滋补肾阴、温补肾阳、增强肾脏纳气功能，肾气充足则能滋养肝木、健运脾土，从而达到强身健体的目的。

需要注意的是，冬季寒冷的时候会很想泡在热热的洗澡水里，但是水温过高也不好。过热的水对皮肤不好，冬季泡澡，水温大约控制在40℃为最佳。能在长时间的泡澡之后也不会使身体过于发烫，这才是最合适的水温。每次泡澡最好控制在10～20分钟之间。

泡澡10～20分钟，体表的皮肤内侧脂肪和肌肉都能感到温暖。如果没有这个过程，突然就吸收到热量的话，即使身体外部暖了，身体内部却还是冷的。这是一个缓慢的过程，让身体一点点地暖和起来，出微汗。

以下是冬季药浴常用方：

❶ **暖腿方**：生乳香和生没药各10g，威灵仙30g，独活15g，桑寄生20g，伸筋草30g，透骨草20g，苏木15g，当归20g，鸡血藤30g，川牛膝20g。用法：将上药用4000ml水煎煮沸后换小火煎15分钟，将药液倒入药浴桶内，趁着药液的蒸汽先熏膝关节和踝关节，等药液温度合适时再浴腿。每次30分钟左右，每天一次，每服药可以使用两天。

❷ **通经活血方**：玫瑰花、金银花各15g，细辛、公丁香各10g，白芷30g，檀香10g，甘草12g。用法：煎成药液加入温水中洗浴。每剂可以用3次，每次用前都如上煎煮即可。

第五章 体质药浴养生

第一节 平和体质

一、体质特点

　　平和体质又称为"平和质"，是因先天禀赋良好，后天又调养得当的一种健康的体质，具有良好的免疫力。平和体质的人群约为32.75%，男性多于女性，而且平和体质的人数也随着年龄的增大而减少。平和质体质的特征表现通常为体型匀称适中，身体健硕；精神充沛，目晴光明而有神，颜面红润光泽；饮食规律，二便正常；气血阴阳调和，舌质淡红，鲜明而润泽，舌苔薄白，干湿适中，舌体灵活，脉缓而有力；精神情志调畅，性格开朗平和，适应能力强。

　　平和体质以平为期，以和为贵，这类人群具有阴阳平衡，气血充足，情志舒畅等特点，其自身正气充足，免疫力较强，邪气对这类人群的影响相对较小，是一种较为理想的体质类型。四时寒热温凉，个人的起居生活，饮食习惯，脾气秉性等都会影响体质，而平和体质的重点在于维护平衡。如果每日能够按时作息，饮食搭配合理，运动充足适量，情志舒畅平和，长期保持这种生活方式，自然可以达到平和体质的状态。正如《黄帝内经·素问》所云"上古之人，其知道者，法于阴阳，和于术数，食饮有节，起居有常，不妄劳作"，是对所有人最好的养生方法。

二、养生原则

　　平和体质养生宜"不伤不扰，顺其自然"，宜饮食调理而不宜药补，因为平和体质的人群往往与其生活方式密切相关，有规律和节制的生活方式，只需要少量的配合药物或者食物进行调理即可以平和阴阳。平和质并非依靠盲目进补食物或者药物即可以达到的，同时不正确的使用药物还有可能加剧阴阳的失衡，破坏原有的平和体质。对于饮食调理，首先要"谨和五味"。饮食应清淡，不宜有偏嗜。

其次，在维持自身阴阳平衡的同时，平和质人群还应该注意自然界的四时阴阳变化，顺应此变化，以保持自身与自然界的整体阴阳平衡。再则，平和质的人还可酌量选食具有缓补阴阳作用的食物，以增强体质。

平和质人群需要注意保健，在日常生活当中，要注意保持好的心态，平时应该注意自我调理方式、保健方法，避免过度劳累，同时也要注意保持好的心情，为了避免身体素质下降，应注意自我调养。

日常饮食中的种类主要包括粮食类、肉蛋类、奶制品、豆制品、蔬菜水果类。在饮食调理中要注意依据自身的特点，合理搭配膳食，避免因个人喜好，而偏嗜一类或几类食物。饮食量也要适当控制，首先要依据时间，对饭量有所控制，例如"早饭宜好，午饭宜饱，晚饭宜少"就是古人的养生格言，同时还要避免暴饮暴食，偏嗜辛辣刺激等食物，长期如此则机体健康无碍。适量运动也是平和质人群养生的重要方式，适量运动能促进机体的新陈代谢，同时还可以帮助机体吸收营养，在此协同的作用下，机体才能得到充养，脏腑才能发挥其正常的功能。平时可以依据自身情况，适量运动，以有氧运动为宜，例如太极拳等。

基于此，可以看出平和质人群当以调养气血，协理阴阳为养生法则。保持健康而规律的生活方式，才是平和质的根本，尤其重视后天的调养，顺应自然规律，依靠饮食、作息、运动、精神方面的调节，使脏腑、气血、阴阳达到一种动态的平衡。

应用药浴调养平和体质的人，目的在于配合人们有节度的生活规律，再通过外用中药药浴的方法，调整阴阳、协调脏腑、通行气血、濡养全身，从而使人体气血阴阳充足而平衡，人体正气充足，则可以御外邪，气血充足，则可以积精全神，阴阳平衡，则可以延年益寿。药浴对平和质人群养生有着重要作用，是外用养生比较便捷的方法之一，不受地点和时间的限制，对于老年人有益而无害。

第二节　气虚体质

一、体质特点

气虚体质指机体的脏腑功能失调，导致气血生化不足，伴随着气虚表现为主的一种体质。常见于婴幼儿、中老年人，主要因先天不足或者后天年老体虚，气血生化不足导致。临床中常见的特征性表现多为形体消瘦或者偏胖，面色淡白，神疲乏力，元气不足，精神不振，体倦气短懒言，易出现疲劳症状，肌肉松软不实，常出现自汗，动则尤甚，舌淡红，舌边齿痕，苔白，脉虚弱。

中医理论中，肾属先天之本，又主纳气；脾胃属后天之本，主气血生化；肺又主一身之气，调畅全身气机。气虚体质的人群的生理基础多于上述脏腑相关。临床中机体活动状态的异常及精神状态低下往往都与气虚的体质相关，例如遗尿、脱肛、胃下垂、阴挺、感冒、中风、虚劳等疾病。气虚体质的人群往往正气不足，气机运行不畅，容易夹杂血虚、血瘀、痰湿等邪气。

由于气虚体质本身的特点，该类人群通常体倦乏力，气短懒言，整体表现出一种无力感。脾胃为后天之本，是全身气机升降之枢纽，气虚不能升提，所以会出现气虚乏力，气短懒言，内脏下垂等病变。除了在日常饮食上，要注重健补脾胃，固护中焦，比如常吃山药等，要合理饮食，并且营养要均衡，不能暴饮暴食，更不能大鱼大肉，合理的荤素搭配可以使脾健，脾健则气血生化有源；同时因为脾胃为后天之本，其生理功能为主导运化，机体其他脏腑的功能都有赖于脾胃正常的运化，起居上要做到劳逸结合，睡眠充足，春冬两季注意保暖，防寒邪易伤脾胃。

很多人出现气虚的情况主要是由于日常锻炼不够所导致的。所以，想要改变这种气虚体质，加强锻炼是非常有必要的。运动能够令身体兴奋，这样不仅能够提高体质，精神也会更加愉悦。

气虚体质的人通常不锻炼或者运动量小，体型也偏胖，往往伴有偏嗜油腻肉食等不良嗜好。所以气虚体质人群调养时首先应当加强运动，适量的运动可以刺激机体的新陈代谢以及气机的运行，使心情愉悦，改善消化功能。在饮食方面也应注意，宜吃性偏温的，具有补益作用的食品，但补益时要缓补，不宜峻补、蛮补、呆补。同时气虚体质的人群应避免过于寒凉或者辛热的食物，此类食物容易损伤脾胃，影响气机的正常运行。

二、养生原则

气虚体质人养生保健以补气养气为总治则，还应根据脏腑辨证，治疗时分别选用补脏腑之气的方药，根据气血同源理论，适当加用补血药。通常补益药物可以口服也可以采用药浴的方法，药物由肌肤而入，以达到调养身体的效果。关于气虚质人群的药浴养生，可以结合口服中药汤剂或者食疗的基础上，应用全身浴、半身浴或者足浴来调理，通常选用药浴方剂可以与口服的补药相近，在其中加入一些透皮的药品以使药效可以更好地被人体吸收。常用的补气药物有人参、西洋参、党参、太子参、白术、山药、黄芪、大枣等。伴有阳气不足者可选用人参、黄芪，伴有气阴不足或兼有虚火者可选用西洋参或太子参，气血两虚者可选用党参、大枣，脾虚纳少者宜选用白术、山药。

三、常用的药浴养生方

配方1 黄芪、酸枣仁各30g。
用法 将上药捣碎，放入砂锅内，文火煎煮到微沸，水煎2次，滤取药液。将药液倒入已清洗消毒的浴盆内，加温水调节水温至40℃左右，每晚睡前取药液，浸足15~20分钟，每日两次。

配方2 黄芪15g、党参15g、白术10g、炙甘草15g、当归10g、陈皮6g、升麻6g、柴胡12g、生姜9片、大枣6枚。
用法 将上药捣碎，放入砂锅内，文火煎煮到微沸，水煎2次，滤取药液2000ml。将药液倒入已清洗消毒的浴盆内，加温水调节水温至40℃左右，即可浸浴。

第三节 阳虚体质

一、体质特点

在古代，就有对阳虚体质的定义。清朝的叶天士提出"形躯丰溢，脉来微小，乃阳气不足体质"，也有的医家把这种体质称为阳虚阴盛体质。这种体质常见的特征性表现多为阳气不足，有先天禀赋不足造成的，也有后天饮食生活习惯不良造成的，也有邪气偏盛，重度折伤阳气造成的，此类人多形体肥胖，肌肉松软不实，因阳气不足，肌肤颜色偏淡，畏寒怕冷或手足不温，阳气主动，阳气不足多精神不振，萎靡；喜热饮温食，大便溏薄，小便清长，舌质淡胖嫩，舌边齿痕，舌苔多白润，脉象沉迟。阳虚质体质的人在发病倾向上遵循同气相求的原理，易招致寒湿之邪。阳虚者，无力抵抗外邪，遇风寒湿等外邪往往无力抵抗，邪气容易入里，久居体内引发疾病。

阳虚体质的人在发病时，脏腑功能失调，易出现体内阳气不足、阳虚生里寒的表现。阳虚体质的人群往往有先天禀赋不足，或起居不节，居处过于寒凉，或饮食过于寒凉，或房事过多，或大病久病等多种因素导致机体阳气损伤。临床上由于阳气不足，多能引起他病，例如痰湿、水肿、腹泻等病。阳虚体质还有明显的季节性，夏日阳气盛，能温养机体，冬日阴气盛，机体多畏寒不温，故具有喜夏恶冬的特点。阳虚体质应以益气温阳散寒为治则，还应针对脏腑辨证，分别温补心、脾、肾之阳气。用温补阳气药时加少量补阴之品。平素注意调护改善阳虚体质防止发病。

二、养生原则

人体阳气，是机体维持正常的脏腑功能、气血运行等功能的根本。若阳气不足，则阴阳不衡，会引起其他的疾病。《素问·生气通天论》里讲到"阴者藏精而起亟也，阳者卫外而为固也"，也就是指人体抵御外邪的能力靠的是阳气。阳气是一身之根本，也是人体养生保健的根本。

阳虚体质的人群，往往贪图寒凉，穿衣饮食等方面没有节制，所以阳气逐渐损伤，久而成病。此类人群应配合四季的变化，促进阳气的恢复，同时还要配合适量的运动，以刺激机体阳气的生发，但要严格控制运动量，以适宜自身特点的强度为宜，过量运动同样会损伤阳气。具体项目，因体力强弱而定，阳虚体质的人不适合长期游泳，适合做一些温和性的有氧运动，如快走、慢跑、太极拳、五禽戏、八段锦、内养操、球类活动和各种舞蹈活动等。

阳虚时，可选用具有温阳作用的药物配合治疗，例如当归、鹿角胶、海马、鹿茸等，以其入膳比单纯用药效果更佳，例如当归生姜羊肉汤就是大补元气的经方，对女性极度虚弱疗效显著；若是阳虚腰痛和夜尿多为主，可服用桑寄生、杜仲加瘦猪肉和核桃煮汤吃，又美味又改善体质，还能够治病，还可以采用中药浴的方式，温阳散寒从而调养机体。药浴在治疗阳虚体质患者的时候，主要是借助药浴透表，药效可通过经络气血的运行直达发病部位，对有寒湿痹阻的患者往往有很好的效果，同时还可以借助药浴的热力，帮助机体振奋阳气，从而达到助阳以除外邪的作用。

三、常用的药浴养生方

配方1 艾叶50g，白胡椒、透骨草各25g。

用法 将上药捣碎，放入砂锅内，文火煎煮到微沸，水煎3次，每次加温水500~1000ml，煎10~15分钟去渣，滤取药液。将药液倒入已清洗消毒的浴盆内，以不烫为度，每次浸足10分钟，每日3次。

配方2 五味子、吴茱萸各24g，补骨脂18g，生姜12g。

用法 将上药捣碎，放入砂锅内，文火煎煮到微沸，水煎3次，每次加温水500~1000ml，煎10~15分钟去渣，滤取药液。将药液倒入已清洗消毒的浴盆内，以不烫为度，每次30分钟，每日两次。

第四节　阴虚体质

一、体质特点

阴虚体质者，脏腑阴分不足，易生燥热，易感温病。且这类体质的人群多以形体消瘦为主，燥热之邪暗耗阴分，加之火热为阳，主动，所以瘦人善动不静，常常伴有潮热盗汗等症状，古代医家多以滋阴清热为主要治疗原则。

阴虚指人体的精、血、津液等成分不足。精、血、津液属于阴分，阴分不足，则会影响机体和脏腑的正常功能，主要体现在两个方面，其一阴分不足，不能起到濡养、滋润和宁静的作用；其二，阴分不足不能制约阳气，相对的阳气会亢奋，躁动不安。往往阴虚都伴有阳亢的表现，形成阳盛阴虚的情况。造成阴虚的因素繁多，主要包括阳邪损伤阴液；燥邪外侵；过食温燥辛辣之品；忧思过度；房事不节；过劳暗耗阴血；久病所致阴阳不足等等，进而出现脏腑功能失调，阴液亏少，阴虚生内热，表现为机体失去濡润滋养，虚热干燥、虚火躁扰不宁的证候。故阴虚体质人群常表现为形体消瘦，两颧潮红，手足心热，潮热盗汗，心烦易怒，口干，头发、皮肤干枯，舌干红少苔，甚至光滑无苔。针对阴虚体质人群，治疗原则当以滋补阴液、佐以清热为本，结合脏腑阴虚辨证，分别选用滋养五脏之阴液、佐以清五脏之虚热的方药，根据阴阳互根理论，加少量补阳之品。

二、养生原则

主要从四方面进行调养，包括情志、饮食、起居、药物。阴虚体质人常常性情急躁易怒，虚火上炎，扰动神明。当以平和性情，调养情志为原则，如《黄帝内经》言"恬淡虚无，精神内守"。具体包括遇事沉着冷静，加强自我涵养，不过劳心神，不妄动心神，平和情志，滋阴以平阳。起居调养当配合四时节气和地域气候。阴虚者常冬寒易过，夏热难受，故逢春夏季，应注意避暑，可去海边、林区、山区休假旅行；居住环境当安静，房子坐北朝南为佳。阴虚体质人群在饮食方面当远离肥腻厚味、燥烈之品，应适当进食滋阴甘润的食物，如糯米、藕、黑木耳、银耳、甘蔗、梨、山药、阿胶等。药物调养以滋阴润燥，补益肝肾为主，常用女贞子、山茱萸、五味子、旱莲草、麦门冬、天门冬、黄精、玉竹等药。

在阴虚体质中，由于阴分的缺失而导致阳亢，从而更伤阴液。而药浴正是通过水液来作为媒介传导热力和药力，借助适量的透皮药物，使药物的有效成分进入血脉经络，而且在这个过程中也能通过体外药浴的这种方式，加强机体局部气血的运行，以及水液的吸收，对阴虚患者有一定的益处。

三、常用的药浴养生方

配方1 桑皮10g，地骨皮12g，麦冬12g，鲜百合30g，冬花12g，川贝12g，杏仁10g，炙杷叶12g，炙甘草6g。

用法 将上药捣碎，放入砂锅内，文火煎煮到微沸，水煎3次，每次加温水500~1000ml，煎10~15分钟去渣，滤取药液。将药液倒入已清洗消毒的浴盆内洗浴全身，每次20分钟。

配方2 熟地黄15g，山茱萸15g，生山药15g，牡丹皮12g，茯苓12g，泽泻12g。

用法 将上药捣碎，放入砂锅内，文火煎煮到微沸，水煎3次，每次加温水500~1000ml，煎10~15分钟去渣，滤取药液。将药液倒入已清洗消毒的浴盆内洗浴全身，每次20分钟。

第五节 痰湿体质

一、体质特点

痰湿质体质早在《黄帝内经》中就有记载，"此肥美之所发也，此人必数食甘美而多肥也"，可以看出痰湿质体质的人群一般体型肥胖，饮食上喜食肥甘厚味，而体内常常痰湿聚集。体型肥胖的同时，身体困重，且多痰，痰湿邪气属阴邪，亦属水邪。痰湿无处排除，久居体内，加之痰湿重浊黏腻，最难清除，又易与热邪相裹，是比较难治的一种体质。随着现代人生活饮食水平的提高，人们的饮食习惯逐渐变得不规律，加上现代工作快节奏的特点，年轻人往往更加不注重对自身饮食和生活方面的保健，所以痰湿质体质的人越来越多，相应的心脑血管疾病和代谢性疾病发病率亦随之升高。这种病因与发病的因果关系，古人即有了一定的认知。《黄帝内经》中"肥者令人内热，甘者令人中满，其气上溢，转为消渴"就提出了痰湿体质易与热邪相裹，长期湿热熏蒸，从而暗耗阴分，而生消渴，类似于现今所说的糖尿病。

二、养生原则

痰湿体质者体形大多肥胖，身重容易疲倦，食疗上最重要的就是戒除肥甘厚味，戒酒，且最忌暴饮暴食和进食速度过快。痰湿体质可以通过食疗来慢慢调理，控制食量、吃饭要吃七分饱，不要暴饮暴食，速度不要过快，要少吃盐，特别是不要吃宵夜，应常吃味淡性温平的食品，多吃些蔬菜、水果，尤其是一些具有健脾利湿、化瘀祛痰的食物，可以坚持喝芡实薏仁茶，芡实搭配薏米、赤小豆、绿茶，能起到健脾祛湿的效果。

痰湿体质是调养比较困难的一种类型，往往痰湿久积的患者，正气也逐渐减弱。通过药浴中加入扶正祛湿的药物，既可以通过热力结合扶正药物顾护人体体表以及深层筋肉的正气，促进气血循环，开通经络，从而使正气得以正常工作，加上祛湿的药品，可以开腠理给湿邪以出路。但是药浴调养此类体质的人群并非一日之功，贵在坚持，同时还要配合中药汤剂以及有针对性的改善自身的生活饮食习惯，才能逐渐根除病根，改变体质。

三、常用的药浴养生方

配方1 半夏10g，白术15g，陈皮15g，茯苓15g，薏苡仁30g，白扁豆30g，佩兰15g，白芷15g。

用法 将上药捣碎，放入砂锅内，文火煎煮到微沸，水煎3次，每次加温水500~1000ml，煎10~15分钟去渣，滤取药液。将药液倒入已清洗消毒的浴盆内洗浴全身，每次20分钟。

配方2 桂枝6g，茯苓15g，白术12g，木香6g，炙甘草6g，陈皮12g，法半夏12g，白术12g，佩兰15g，车前草20g。

用法 将上药捣碎，放入砂锅内，文火煎煮到微沸，水煎3次，每次加温水500~1000ml，煎10~15分钟去渣，滤取药液。将药液倒入已清洗消毒的浴盆内洗浴全身，每次20分钟。

第六节　湿热体质

一、体质特点

湿热体质在一定程度上与痰湿体质有共性，两者常常都是因为长期的不良饮食生活习惯或者久居湿地，湿气长期浸淫而发病，但是在人体中，邪气却依每个人本身体质的不同而发生着变化，痰湿体质的患者往往是湿气久居人体，化湿成痰，而湿热体质的人就是感受了湿邪，又感受热邪，或从阳化热，湿热相合而发病。对于湿热体质的人，一方面肥甘饮食在宿体阳盛的人体内更容易变生湿热；一方面平素饮酒过多之人，日积月累体内也易产生湿热。在古籍中称此类人为"酒客、酒家"，往往里热素盛，加之湿邪，易生黄疸、疔疮。

湿热体质人群常表现为肢体酸痛沉重，午后热甚，或脘腹痞满，恶心，食欲不振，大便稀溏，小便短赤，舌苔黄腻，脉数。通常湿、热很难分离。随着热邪的侵袭，湿邪极易与其裹结，如油入面之状。夏、秋季是一年中湿热较重的时候，若患者自身正气不足，湿热邪气便会趁机入侵人体，而冬夏两季，一个属寒一个属火，与湿邪和热邪的发病环境相符，若此时患者脾胃运化失调，湿浊之气就会蓄积体内，堆积在脏腑、经络之间，时值夏季则与火邪相合，化生湿热，若是冬季，则湿邪蛰伏于人体内，待到时机成熟，则与体内阳气裹结，也可化生湿热。

二、养生原则

湿热体质人群春季应多拉伸关节和筋骨；夏季应注意养脾去湿，疏利肝胆，多吃清热利湿的食物，如红豆薏米粥，保持大便、小便畅通，保持皮肤清洁；秋季则养阴润燥，尤其是初秋气候干热时，多食清甜、水分多的水果；多喝白米粥，以润肠通便；冬季不宜进补，少吃火锅，羊肉、狗肉等助火生湿的食物。

湿热体质人群应当注意起居有节，劳逸结合，保证睡眠时间，适量运动，可早晚跑步、打拳等。熬夜常导致肠胃内分泌功能失调，引起消化系统症状。湿热体质的人是不宜滋补的，可以选择一些清淡祛湿的食物，例如赤小豆、薏苡仁、苦瓜、冬瓜、莲藕等祛湿类食物。

除了改变以上生活和饮食习惯方面外，合理治疗依然是湿热体质患者的关键，内服中药汤剂的同时，药浴也可以发挥一定的作用，通过外用药浴刺激局部经脉，例如肝脾肾三经，或者进行足浴等，调节人体的正气，若是湿热产生日久，则可以借助药力以及浴液的热力，使湿邪得以从汗而解，湿邪去，则热邪可清，正是古代医家常用的分利湿热的治疗原则。同时还可以通过药浴调节局部气血经脉，例如黄疸、疔疮等皮肤肌肉的病变，可以通过药浴的方法进行调理。但是在调理中要注意，尤其是疔疮类的疾病，若是患者伤口未愈合，药浴要慎用，以防感染。

三、常用的药浴养生方

配方　杏仁15g、白蔻仁20g、薏苡仁20g、滑石15g、通草15g、半夏12g、竹叶15g、厚朴15g。

用法　将上药捣碎，放入砂锅内，文火煎煮到微沸，水煎3次，每次加温水500～1000ml，煎10～15分钟去渣，滤取药液。将药液倒入已清洗消毒的浴盆内洗浴全身，每次20分钟。

第七节　血瘀体质

一、体质特点

血瘀体质人群主要表现为血液运行不通畅，常形体消瘦，头发易脱落、肤色暗沉、唇色暗紫、舌有紫色或瘀斑、眼眶暗黑等症状，脉象细弱。多因为情志长期抑郁，或久居寒冷地区，或脏腑功能失调等造成，通常血瘀体质人群都伴有全身症状，可伴见头、胸胁、少腹或四肢等处刺痛不移，或夜间痛甚，妇女往往有妇科症状，例如月经不调、痛经、崩漏、经血中夹杂血块等。

造成血瘀体质的原因多与局部或脏腑气血不畅引起，气为血之帅，气行则血行，气滞则血瘀。气血的运行又与肝有关。中医理论认为，肝主疏泄，有调畅气机之用，若肝气疏泄不畅，气机郁滞，日久气滞则生血瘀，形成血瘀体质。故血瘀体质人群当注重调养肝脏、疏肝理气。

肝为将军之官，还与情绪有关。情绪不畅，肝气被郁，或久坐室内，耽于网络，日久就会形成血瘀体质。

二、养生原则

血瘀体质之人在精神调养上，要注意培养乐观的情绪。精神愉快则气血和畅，血液流通，有利于血瘀体质的改善。反之，此种体质者若陷入苦闷、忧郁情绪中则会加重血瘀倾向。保持心情的舒适顺畅对血瘀体质者的身体益处十分重要。

三、常用的药浴养生方

配方　生地15g，当归15g，赤芍15g，桃仁15g，五灵脂15g，牡丹皮15g，茜草15g，木通15g。

用法　将上药捣碎，放入砂锅内，文火煎煮到微沸，水煎3次，每次加温水500~1000ml，煎10~15分钟去渣，滤取药液。淋洗脐下，每日1次，7天为1个疗程。

第八节 气郁体质

一、体质特点

人体之气是人的生命运动的根本和动力。生命活动的维持，必须依靠气。人体的气，除与先天禀赋、后天环境以及饮食营养相关以外，且与肾、脾、胃、肺的生理功能密切相关。所以机体的各种生理活动，实质上都是气在人体内运动的具体体现。当气不能外达而结聚于内时，便形成"气郁"。中医认为，气郁多由忧郁烦闷、心情不舒畅所致。长期气郁会导致血循环不畅，严重影响健康。这类人一般形体偏瘦，临床常见的表现是情志忧郁，胸胁胀满，喜叹气，嗳气打嗝，或者喉间有异物感，吐之不出咽之不下，睡眠质量不佳，食欲减退，伴有心悸胆怯，健忘，痰多，大便干。气郁体质人群常有工作强度大或压力大的情况，尤以女性多见。

气郁质的人的心理特征常见为性格内向，情绪不稳定，忧郁脆弱，敏感多疑。发病倾向为易患郁证、脏躁、百合病、失眠、梅核气、惊恐等病症。

二、养生原则

气郁体质人的养生以疏调气机为主，血行通畅也有助于气机的调畅，因此在行气的同时要佐以一定的活血药，同时要重视情志调摄，以免因情志波动影响气的运行。就脏腑而言，肝主疏泄，调畅一身之气机，因此疏调气机以疏肝为要。要使情志调畅，适量运动，修身养性。

除此之外，还可以采用药物进行调理。疏理肝气的常用药物有香附、佛手、柴胡、枳壳等。中成药有逍遥丸、柴胡疏肝散、越鞠丸等。当气郁比较明显的时候，可以吃这些药来调整一下。

三、常用的药浴养生方

[配方] 青皮200g，陈醋250ml。

用法 将青皮用醋炒过，然后煎汤，放入浴盆中洗浴全身。每次30分钟，每日1～2次。本方具有疏肝理气，散结化滞的作用。适用于肝气郁结、胸胁疼痛、乳房胀痛等症。

第九节　特禀体质

一、体质特点

特禀体质是由于先天禀赋不足或遗传因素造成的一种特殊体质。此体质多容易罹患各种过敏类疾病。此类体质人群的调整原则为益气固表，养血消风。例如特禀体质人群，往往在春日，会出现不停地打喷嚏，流眼泪。

过敏体质的人，往往是先天、后天原因共同决定。多数过敏体质人群都伴有食物过敏史，常见有对鱼、虾、桃、小麦、荞麦面等过敏。

二、养生原则

针对过敏体质的特点，应该先从调理体质做起，而不是单纯杜绝过敏源。具体来说，各种遗传疾病、各种生下来就有的身体缺陷，都是特禀体质的范畴，但是后天调理对于过敏体质的人比较有效，而一些先天身体缺陷相对就比较难调理。

特禀质人群饮食宜清淡、均衡，粗细搭配适当。荤素配伍合理。少食荞麦（含致敏物质荞麦荧光素）、蚕豆、白扁豆、牛肉、鹅肉、鲤鱼、虾、蟹、茄子、酒、辣椒、浓茶、咖啡等辛辣之品，以及腥膻发物和含致敏物质的食物。保持室内清洁，被褥、床单要经常洗晒，室内装修后不宜立即搬进居住。春季减少室外活动时间，可防止对花粉过敏。不宜养宠物，起居应有规律。积极参加各种体育锻炼，避免情绪紧张。

特禀体质者对外界环境适应能力较差。春夏多注意防寒保暖多掭，主张"早睡早起，广步于庭，防范风邪，护卫阳气"，秋冬要尽量减少户外运动及外出旅游，远离过敏源；注意三暖：头暖、背暖和脚暖。

对于过敏体质的人来说，通过运动锻炼，增强体质，是一种疗养的好方法。根据各种特禀体质的不同特征有针对性地运动锻炼，逐渐改善体质。过敏体质的人要避免春天或季节交替时长时间在野外锻炼，防止过敏性疾病的发作。运动项目以有氧运动为基础，辅助徒手或器械抗阻练习，如健步走、骑自行车、游泳、传统保健体育项目等。运动负荷的评定总体方法：60%左右的最大心率，持续时间一般在30～40分钟，一般6次/周为宜。

三、常用的药浴养生方

配方 防风30g、银柴胡30g、乌梅30g、五味子15g。

用法 将上药捣碎，放入砂锅内，文火煎煮到微沸，水煎3次，每次加温水500～1000ml，煎10～15分钟去渣，滤取药液。将药液倒入已清洗消毒的浴盆内洗浴全身，每次20分钟。

第六章　民族药浴

第一节　藏族药浴

藏族药浴最早来源于藏族传统民俗中的沐浴方法，随着沐浴的普及，藏民逐渐发现其在治疗内外科疾病时具有一定的疗效，经过藏民的实践和经验的总结，逐步发展成为现在的藏族药浴法。

一、藏族药浴的起源

由于西藏气候的特殊性，一般沐浴季节多在夏季。在这个季节，藏民有个传统的节日叫作"沐浴节"，人们在河中沐浴，据藏民传说在河中沐浴可以驱除疾病，健体养身。同时藏民文化深受佛教文化的影响，当地人有浴佛和沐浴的习俗，说明人们对沐浴健身的保健功能有一定的了解。除了气候时节、民俗、宗教的影响，藏医仿效矿物泉水的疗效，依据药物的功效和性味，经过长期的临床实践，研制出了沐浴用的药剂，是藏族药浴发展的一个里程碑。

藏族药浴最早记载于藏医药经典著作——《四部医典》，至今已有1300年历史。在《四部医典》后续部"五械之浸浴疗法"一章中，专门详细论述了藏族药浴的适应证、方剂、浴法、禁忌和注意事项等。书中认为药浴法善于祛除潜伏于肌肤、经络和骨骼中的邪气，现常用于治疗类风湿性疾病、陈旧性外伤、肢体病症、神经炎、产后病等，例如痛风、偏瘫、坐骨神经痛、类风湿性关节炎、强直性脊柱炎、肢体麻木疼痛等。

二、藏族药浴的特点

不同于其他药浴法，藏族药浴之所以可起到预防、保健、治疗、康复的功效以及廉、简、便、易的特点，主要由水源天然洁净、藏区植被和药物的生长环境和特点以及气候干燥使药浴应用广泛等方面决定。藏区水源主要由雨水、冰雪融水和地下水组成，流量丰富，含沙量小，水质好，而且西藏高原分布有很多天然湖泊，水源丰富。天然水源中具有多种有利于人体的微生物和矿物质，更加提高了藏族药浴的临床疗效。同时西藏地区药材丰富，多来自青藏高原山区，植物生长环境较为原始，土壤雨水洁净，药物的治疗成分保存较为完好，药物的疗效显著。藏区常见的药物一般都具有增强机体携氧能力、提高机体整体抗病能力和素质以及活血化瘀的特点，加上藏医特殊的炮制手法，例如筛、簸、洗、晒、漂、蒸、熬等，使得药物的药效得到了更好的发挥。而这些经验和炮制手法的发展都是基于长期的临床实践，而西藏地区干燥的气候尤为适宜药浴的应用，所以随着药浴应用的普及，其临床机制、手法以及疗效逐渐得到了完善。藏医药浴常用的基础方为"五味甘露散"，主要有5种草药组成，分别是水柏叶、麻黄、圆柏叶、丛生黄菊、杜鹃叶，在这5味药物的基础上，依据患者病情轻重、疾病特点，用100多种不同的药物进行配置，以此来治疗不同的疾病。

三、藏族药浴的分类及功效

藏医理论认为，引起人体疾病的主要病因为五毒，分别是嫉、贪、慢、嗔、痴。在此基础上，还与不良的生活方式、饮食习惯有关。藏族药浴就是借用"泽被万物"的灵性之水，酝酿"天、地、人"的无尽和谐，引导人的身体进入到养生保健的自然状态，使身、心真正回归到天人合一的境界，让身体安康、心灵释放、修身养性、怡神乐心。藏族药浴作为藏医学的特色治疗手段之一，其理论直接扎根于藏医学独特的理论体系。藏医学在其形成的漫长历史时期，以丰富的临床经验为基础，逐渐发现并总结了其中的规律与联系，并依托青藏高原得天独厚的人文地理环境，积极吸收中医学、阿拉伯医学的经验，并加以融合变通，使之更具本民族特色，更好地适应高原生态状况，发展成为一门理论精深、经验丰富的民族医学体系。藏族药浴主要分为水浴和敷浴两种。

1-水浴的特点

水浴是藏浴中最为常见的一种药浴法，种类繁多，其中一种应用较为普遍的就是温泉浴，即应用天然温泉水进行药浴的方法。常用的温泉水包括寒水石温泉、石灰石温泉、矾石温泉、五灵脂温泉和硫黄温泉。温泉水中富含大量矿物质和微生物，对肢体肌肉或关节病症的疗效尤为显著。常用来治疗例如类风湿性关节炎、痛风、关节僵硬或强直、腰背活动不利等。如果没有温泉水，也可以用药物熬制成药汤水来进行药浴。常用的药浴称为五味甘露汤，五味甘露方系藏族药浴的基础方，可在此方的基础上，根据个体差异辨证施药。五味甘露散的5种药用植物，待到夏秋时节叶壮肥厚时采集入药。用其水气熏洗身体，具有清热解毒、活血化瘀、益肾壮腰的功效。在临床，经过调配可成100余种系列方药进行对症药浴治疗。其制法是，取以下五种药：圆柏叶（1份），黄花杜鹃叶（1份），水柏枝（2份），藏产麻黄（2份），青蒿3份。每份至少用药0.5公斤，将所有药物放入大锅中，加满水，熬至只剩一半量，取出药液，剩渣再加满水，熬至只剩4/10，取出药汁，再加水熬至只剩3/10，取出药汁。把3次药液放在一起，即可供药浴之用。这种药浴应每天入浴，连续洗1～3周为一个疗程，并根据自己的病情和洗后的感觉掌握其疗程。浴水的温度要适中，不宜太冷太热，如洗浴中水温过凉，应再加热，至舒适为度。为了加强药物效力，每隔几天即应加入一些新药液，以保持效力，取得效果。除上述5种药物以外，也可以视病情而酌加其他药物，以加强药效，例如血盛而头晕者，可用白檀香、紫檀香、硫黄各3钱，研成细末加入浴水中。又如因风寒引致消化不良的，可加寒水石、荜茇、姜研细末加入浴水中，以加强药力。上述水浴法还可改为蒸汽药浴，即把上述药液放入浴盆，在盆中放一小木凳，上垫棉布，让患者坐凳上，如不用小凳而直接坐盆中也可以。此种蒸汽浴与水浴法有异曲同工之妙。

2-敷浴法的特点

敷浴法是将上述水浴法所用的药物放入布袋中，包紧缝好后放在患部，这种方法也可以起到与药水浴同等的作用。但敷浴法主要是应用于那些病变比较局限的患者，如果病变较广泛，则敷浴法就不适用了。敷浴法又分成清热和祛寒两种：清热时多用的药物包括粮食谷物磨成粉面后，加芝麻油或陈年植物油调和，用布包扎；还可以取植物鲜花煮过后，再去敷浴，但有毒的鲜花不用。祛寒的敷浴药物多用动物粪如鼠粪、鸽粪等，也可用酒煎各种动物碎骨代替。藏族药浴通常以7天或21天为1个疗程，每天可入浴1~2次，患者也可根据病情，适当增减疗程，达到最佳治疗效果。

第二节 瑶族药浴

瑶族是一个久居于我国南方的山地，承载着千年沧桑历史的古老民族，俗称"岭南无山不有瑶"，其历史悠久，源远流长。瑶族在历代封建统治阶级的压迫下，逼至"进山唯恐不高，入林唯恐不密"的南疆，与毒蛇猛兽为邻，加之瘟疫瘴疟蕴郁结聚，风寒湿热不易疏泄，岭南山高多雨多雾，容易受各种疾病的侵袭，生活在这样一种寒湿的环境中，瑶族人学会了识别各种草木的性质，利用草木的根、皮、枝、叶、花朵医治疾病，预防百病发生，因此瑶族人民逐渐学会了利用民族疗法和当地草药去战胜疾病。独特的环境，加之交通不便，经济不发达，使得古代瑶族聚居区严重缺医少药。为了本民族的繁衍生息，瑶族人民应用当地丰富的草药资源并结合自己的生产、生活实践来防病治病。如用地肤子的叶、九里香等煮水治疗皮肤瘙痒。"瑶族药浴"是瑶族民间用以抵御风寒、消除疲劳、防治疾病的传统方法，被专家称之为人类健康的古老传承。

一、瑶族药浴的起源

古代缺少对于瑶族历史文化以及医药的文字记载，加上瑶族对汉语言并不精通，所以对瑶族药浴的了解往往是口口相传。最早的记载源于宋代的周去非，其所著的《岭外代答》卷七说："零陵香。出徭峒及静江、融州、象州。凡深山木阴沮溯之地，皆可种也。"民国时期的史书也曾对瑶族药浴有过记载，"板瑶好清洁，家必备一浴桶，工作回家必药浴一次。因处深菁，又好清洁，故长寿者多。"由此可以看出，瑶族药浴具有完备的理论基础以及广泛的普及程度，已经融入了百姓的日常生活起居中。谈到瑶族药浴的医学理论，不能离开其生活环境和背景，瑶族是一个生活在深山中的民族，与外界的沟通较少，所以必须发展一门适合自己民族生存特点的医学。随着时间的推移以及对自然和疾病的认知和实践，瑶族发展出一套自己的医学理论——瑶族医学，由于其特殊的生活环境、资源的匮乏，使得瑶族医学的理论基础以养生保健为根本，即"上医治未病之病，中医治欲病之病，下医治已病之病"，临床中以增强体质，养生保健，预防疾病为主，并且在这个过程中形成了自己独特的诊疗和用药方式。他们通过采用十万大山中的天然草药，煎熬成药水，配以热水洗浴，以达到防病治病的目的。2008年瑶族药浴被列入国家非物质文化遗产，古老的"瑶浴"从此揭开了神秘的面纱。瑶族药浴由20多种草药组成，所用之药草全部采自贵州黔东南九万大山深谷中，主要有祛病健体、祛风湿、排体毒、养颜润肤、解疲提神等作用。

二、瑶族药浴的特点

瑶族药浴按祖方配制成具活血化瘀、理气调经、杀菌消炎等功效的沐浴汤，经常洗浴以防疾治病。在瑶寨当地妇女、儿童患病率低，长寿者甚多，这和常洗药浴是密不可分的。瑶族药浴还能促进产后子宫收缩，活血止血修复受损产道，促进产妇体能恢复，消除产后恶露不尽，消炎杀菌止痒，并能有效防止妇科疾病。并对女性月经不调、月经不净有奇特效果。对外阴瘙痒、阴道瘙痒等有止痒作用，并能消炎杀菌，尤其对念珠菌性阴道炎疗效显著。

坐月子的瑶家妇女和婴儿每天都会洗瑶族药浴，产后妇女以及婴儿往往还有体虚的特点，而瑶族药浴正是以养生保健为主的方法，具有强身健体、增强体质、促进机体生长的功效，能使面色红活润泽，不易感受外邪，以此达到预防疾病的效果。临床中常用药物包括桑枝、桂枝、鸡血藤、络石藤、钩藤、海风藤等藤枝类药物，能促进气血运行，具有疏经活血，疏通经络，温经散寒的功效。除此之外，临床中瑶族药浴还可用来治疗风寒湿所引起的疾病，例如外感头痛、肢体关节屈伸不利、肢体麻木、腰腿酸重等病症，还可以用于体质相对较弱的人群，以增强其体质，预防疾病。

三、瑶族药浴使用的工具

瑶族人常采集新鲜草药，以水煎煮使药物成分充分释出，将药汁倒入巨大木桶中，待水温合适后进行沐浴，由于沐浴器材巨大，瑶族人常称其为庞桶药浴，这也是瑶族人民常用的药浴法之一，通过药物成分对人体的作用，提高人体体质，达到预防疾病的目的。也有将新采集的草药，混合成捆，将药草放入大锅中煎煮，煎煮要求至沸腾后30分钟，目的也是为了使药物成分充分地释放出来，然后将药汁与适量冷水混合，保持水温在40℃左右，将混合后的沐浴用水倒入大圆杉木桶中，进行沐浴。依据体质的不同，在药浴时还需要随时注意保持水温，补充热水，不宜过凉，但是患有心血管疾病或者高血压疾病的患者不宜采用此法。由于瑶族药浴的器材简便，药物常见，具有简、便、廉、验的优势，而且药浴除了具有养生保健的作用，还可以适当加入芳香的草药，能使人体芬芳扑鼻，提神醒脑，尤其适合女性。

瑶族药浴是瑶医的一种特色疗法，是瑶民治病健身的良好习俗，是与瑶区生存环境、生活水平引起的常见病多发病相适应的生活方式，瑶族药浴是瑶族最主要的医疗保健方式，药浴采药方便，操作简单、应用广泛，效果良好，风格独特，是一笔宝贵的财富。

第三节 壮族药浴

壮族作为祖国南疆一个人口众多、历史悠久的土著民族。其生活在南方广西一带，生存气候常常炎热干燥，雨水较多，地域往往湿热瘴气为多，居民常受到时令疫气所伤。在长期的生活医疗实践中，壮族医药逐渐形成和发展。由于居住气候和环境的特殊性，壮族人的疾病多以风湿热为主，常见的类风湿疾病、皮肤病等等，而临床就形成了以外治法为主的治疗策略，而在外治法当中，简便易行，疗效迅速的药浴法又作为养生保健、祛除疾病的方法得到了发展。

一、壮族药浴的起源

由于壮族人受风湿热和瘴气等气候的影响较深，在早期的生活中就针对这类气候积累了丰富的经验。依据记载，在秦汉时期的壮族药物种类已达40余种，涉及了动植物药和矿物质。到了唐代时期，壮族医学与汉族医学的结合，更进一步促进了壮医的发展，而相应的药浴方剂也随之得到了完善。唐代的古籍记载中也出现了岭南方。壮族医药在明清时期也得到了发展，在《本草纲目》以及广西地方志等处对壮族医药有相关记载。壮族医药，以防病保健为主要目的，在发展的过程中，逐渐形成了完善的药浴理论和方法，相应提高了当时壮族地区人民的体质和生活水平。

二、壮族药浴的特点

壮族药浴的基本理论依据患者体质不同和时节气候不同，选用不同的药物，用水浸泡煎煮，是药物有效成分充分释出，再加上温水的作用，使皮肤开合有度，借助药力和热力使药物有效成分直达经络，具有促进气血运行、调节经络、温经散寒、舒筋活血、清热解毒、消肿止痛、调和阴阳、协调脏腑、荣养全身等功效，尤其对于长期居住在多雨多湿或常常有疫气的地区的患者，能帮助机体从皮肤排除体内毒素，更有助于提高人体的免疫力，增强抵抗能力。通常用来防治外感时邪、皮肤病、风湿热或风寒湿疾患、肢体湿热肿痛等等。依据病因的不同，壮医药浴还会在水中加入不同的辅料，例如外感病患者，常加入生姜以发汗解表，驱散寒湿；对于经络气血不通的患者，常用透骨草、伸筋草等以疏通气血，舒筋活络；对于肢体关节活动不利或肿痛的患者，常用五加皮、木瓜等。除了沐浴之外，还针对不同病位，采取不同的药浴法，例如因外感或气血不通导致的头痛，则用纱布包裹草药，以水煎煮取汁，用药汁洗头，具有截断病势，防止病情进一步发展的作用。壮族人民多居住在半山区或谷地的临水地区，故经常出现因劳累或湿气导致的各种关节疾病，而药浴则是壮族人民解决这一问题的常用手段，以熨烫浴为主，常用药包括伸筋草、透骨草、鸡血藤、三七等，具体方法为用纱布将药物包裹，水煎煮，用药袋反复热敷患处。药浴操作起来非常之简单，所用的中草药大多能就地取材、药源广泛，使用方便，一般无毒副作用，小儿、成人都乐于接受。

三、壮族药浴的分类

　　壮族药浴种类繁多，可根据其擅长主治之别，分为天然药浴、热熨烫浴、熏蒸浴等。天然药浴主要是由于雨水经地面包括壮药在内的草药植物枯枝落叶浸泡和地层过滤而流出的渗透水，沿着溪谷流入，形成富含多种药用植物成分的天然药浴池，人沐浴其中，如入仙境之天池，可美白、杀菌、强健、养神。而热熨烫浴则以壮医药理论之"阴阳平衡"，以草药之药性，热水之热力，渗透体内而舒筋活络，使天地人三气保持平衡协调，以此来实现祛疾养生之功效。熏蒸浴乃以煮草药之药气以及热水之热气，熏蒸于患处，避秽除病，运行气血。壮医药物蒸疗法是通过煮药的蒸气熏患处，而达到预防疾病和治疗疾病的目的。或者根据目的，选用不同的药物煎汤熏蒸头面或全身。这种方法用药禁忌相对较少，取其药多而力宏，运行气血，辟秽除病，因此适应证很广。

　　壮族药浴不仅对保障人民的身体健康发挥了积极的作用，更使得绚烂的民族医药文化得以发扬，这种简便易行的养生保健方法值得我们继承和发扬。

第四节 傣族药浴

傣族人民在长期与疾病做斗争的过程中，积累了本民族丰富的传统医药经验，并吸收了古印度医学、汉医学的部分内容，总结出了一套自己独特的医药理论，逐步形成了自己的医药体系，即傣族医药。傣族医药在保障傣族人民的身体健康和发展本民族文化方面做出了巨大的贡献，也是中医学的重要组成部分。

一、傣族药浴的起源

傣医傣药具有2000多年的历史，在与疾病斗争的过程中，傣族人也积累了丰富临床经验和治疗方法，逐渐形成了以"四塔""五蕴"为理论核心的傣医学，沿用至今，为边疆人民的繁衍生息做出了重要贡献。傣浴因其独特性，早在2011年便入选国家非物质文化遗产。

二、傣族药浴的特点

傣族的药浴文化有其独特之处，和普通泡浴不一样，在沐浴过程中需要三进三出。第一次，要求水在腹部上下，温度控制在40℃左右，时间在8分钟左右。药浴过程可以配合养生茶，以出汗、疲劳或全身肌肉放松等毒素排出体外的反应出现后，暂停药浴，休息3分钟。第二次，水位在胸部上下，水温略微提高，依据出汗、疲劳程度以及气色变化调整药浴时间，随后暂停，休息。第三次，降低水位和水温，调理气血，帮助机体恢复。三进三出有两个好处：一是药浴时消耗大量热量和氧气，这时候人就应该出浴躺在床上，让身体有时间修复细胞和补充元气。二是当躺在床上休息时，血管就会收缩。所以傣浴通过使血管经过三次扩张、三次收缩，增加血管弹性，减少血管硬化，可预防各种心脑血管疾病，具有除痘，淡斑，美白等功效。

傣族药浴是傣族医药保健之瑰宝，具有发汗排毒、养颜美容、清理肺腑、疏肝醒脾、清热润燥、消解疲劳等功效；能够减轻有害物质对人体产生的毒害作用，提高机体免疫力，促进身体新陈代谢的作用。多泡有助于减肥瘦身；也可治疗多种疾病，如妇科炎症、皮肤病、类风湿等。药浴深深根植于傣族的医疗活动之中，并因特定的自然环境，生活习惯及健康需求，具有鲜明的民族特色和地方特点，为傣族人民的身体健康做出了巨大贡献。

三、傣族药浴的功效

傣医认为生长环境和药物的作用效果有极大的关系，例如生长在深山伴泉水的药物，多有清热解毒，消肿功效，能治疗风湿热导致的疾病；生长在悬崖峭壁的药物，多肿节，擅长治疗关节病症、跌打损伤，具有续筋接骨的功效；生长于树木的寄生物多具有抗过敏、抗疲劳、补肾的作用，常可用于治疗结石等；生长在水源边多可以清火解毒、消肿，常可以治疗风湿、水肿等病。傣浴所涉及的这些丰富药材，只有地处热带雨林、雨量充沛、物产丰富、丛林密布、多附生植物的西双版纳原始森林才能出产。

药浴是傣族人民健康养生、预防治疗疾病的一种重要手段，傣族又称药浴为"阿雅"。傣族因民族所在地区的气候特征，使得药浴疗法在民间流传极广，所选药材多为当地所独有，煎药器具在当地首选土锅，因土与药物不易发生反应，傣医也有"土助诸药"之说，所煮药物也以鲜品为佳。傣浴的核心成分为"傣百解"，是傣族传统药物，傣语称"雅解先打"，意为解百毒的药。傣医药浴治疗风寒湿痹一般采取蔓荆叶、粉芭蕉叶、夜花、黑心树叶、通血香、活血香、过山龙、吊吊香、牛藤、森林芒果藤、薇籽叶等；治疗荨麻疹则采取夜花、五彩梅、白粉藤、水杨柳树皮、假椿树皮、橄榄树皮、冰片叶、白花臭杜丹、红花臭杜丹叶等；产后保健选取冰片叶，粉芭蕉根、通血香、蔓荆叶、薇籽叶、水杨柳叶、桃叶、五彩梅等。

第五节 蒙古族药浴

蒙医历史悠久，是蒙古族人长期生活在高原寒冷地区，经过长期的临床实践逐渐形成和发展起来的。蒙医结合了蒙古族游牧、肉食为主的生活特点，具有独特的优势。蒙医同样依靠草药、针灸、推拿等方法治病，受中医和藏医的影响很大。

一、蒙古族药浴的起源

早在公元8世纪《四部医典》提出了五味甘露药浴，随后的古籍补充了此法的药物组成，包括青蒿、水柏枝、刺柏叶、藏麻黄、列香杜。而现今蒙医所说的由冬青叶、刺柏叶、麻黄、水柏枝、白蒿组成，具有祛寒、燥湿解毒、活血化瘀等功能，常用于治疗气血不足，四肢屈伸不利，肾阳不足等症状。

二、蒙古族药浴的特点

蒙古族药浴有悠久的历史，备受各族患者的欢迎。药浴主要是用五味甘露汤煎汤进行温浴。其配方为照白杜鹃、侧柏叶各1份，水柏枝、麻黄各2份，小白蒿3份，以上五味药为主药，根据不同病情可以适当配伍其他药物。将五味药物放入煮沸器中，加满清水，重复煎煮，待煎至药液剩2/3时，取出一部分药汁，再加清水煎煮，待十去七分，剩余三分时，过滤其药渣，将二次药汁合并，即可入浴。药浴以7～21天为一个疗程，每天入浴。浴时先将药水加热至适当温度，入水浸浴，水温须始终保持适度。在药浴过程中每天需添煮少量的五味甘露汤，以补充药力。

如治疗风湿性关节炎、类风湿性关节炎等，多在五味甘露汤中加入黄精、天冬、玉竹、栝楼、蒺藜各15g，共研细末，每日1剂，可加强五味甘露汤的临床疗效。也可根据患者具体病情加减其他辅佐药物，如风湿、类风湿性关节炎等黄水盛的患者，宜以白芸香、草决明、苘麻子、朱砂、黑云香、文冠木各12.5g，共研细末，加入药水中。血盛或头晕、协日热盛者，宜以白檀香、紫檀香、硫黄各15g，共研细末，加入药水中。由于寒赫依而致饮食未消者，宜以寒水石、山奈、五灵脂、荜茇各15g，共研细末，加入药水中。水温要求保持在37～42℃，一个疗程为21天。

蒙药浴治疗范围广、疗效稳定，深受患者青睐，并随着各民族间文化交流的日益密切，蒙药浴也逐渐走进人们的视野，为越来越多的人服务。

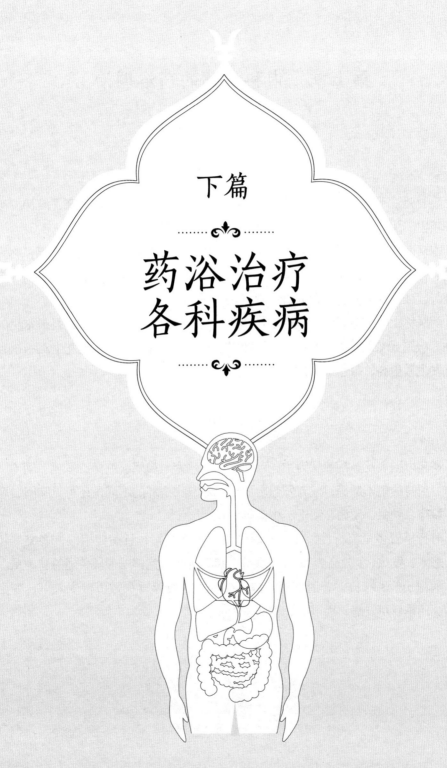

下篇

药浴治疗
各科疾病

第七章　内科疾病的药浴调治

第一节　感冒

感冒是感受触冒风邪而导致的常见外感疾病，临床表现以鼻塞、流涕、喷嚏、咳嗽、头痛、恶寒、发热、全身不适、脉浮为其特征。

本病四季均可发生，尤以春冬两季为多。病情轻者多为感受当令之气，称为伤风、冒风、冒寒；病情重者多为感受非时之邪，称为重伤风。在一个时期内广泛流行、证候相类似者，称为时行感冒。

西医称上呼吸道感染，是包括鼻腔、咽或喉部急性炎症的总称，是最常见的急性呼吸道感染性疾病，多呈自限性，但发生率较高。成人每年发生2～4次，儿童发生率更高，每年6～8次。

临床表现

初起以卫表及鼻咽症状为主，可见恶风或恶寒、鼻塞、流涕、多嚏、咽痒、咽痛、周身酸楚不适等，或有发热。由于风邪兼夹病邪的不同，还可见胸闷、恶心、脘痞、纳呆、便溏、咽干、少痰等症。

时行感冒多呈流行性，在同一时期发病人数剧增，且病症相似，多突然起病，恶寒、发热（多为高热）、周身酸痛、疲乏无力，病情一般较普通感冒为重。

病程一般3～7日，普通感冒一般不传变，时行感冒少数可传变入里，变生他病。四季皆可发病，而以冬、春两季为多。

🎁 内服方药

普通感冒可根据风寒、风热、湿热病因，选用荆防败毒散、银翘散或新加香薷饮加减治疗。

〽️ 药浴治疗

麻黄汤加味   《伤寒论》

组　　成：麻黄、生姜各10g，紫苏15g，桂枝、甘草各5g。

功效主治：发汗解表，温中散寒。主治风寒感冒症见恶寒，无汗，头痛，肢节酸疼等症状。

药浴方法：以头面浴结合熏蒸。将药物放入砂锅，加入2000ml水煮沸，以文火煎煮10分钟，倒出药液，再加适量水煮沸，合并2次药液。药液加热至沸，倒入干净的洗脸盆，将面部贴近药液面，保持适当距离熏蒸，待温度降低时，用药液洗浴头面。每次15分钟，每天熏洗1次。3天为1个疗程。

> **注意事项**　*洗浴后注意头面部保暖，切忌感受风寒。*

银翘散加减   《温病条辨》

组　　成：金银花、连翘、芦根、桑叶、菊花、防风各20g。

功效主治：清热解毒，疏散风湿热。主治风热感冒症见身热重，微恶风，头痛，面赤，咽痛咳嗽，鼻流黄涕等。

药浴方法：全身浴。将药物浸泡30分钟，加水2000ml煎汤，煮沸10分钟后去渣取汁。将药液倒入已清洗消毒的浴盆内，加温水将水温调至38℃左右，即可入浴。每次浸泡20分钟，每天1次。3天为1个疗程。

> **注意事项**　*浴后适当饮水，以助出汗解表。防止受风复感。*

香薷饮加味 《太平惠民和剂局方》

组　　成： 香薷、苏叶、厚朴、藿香各12g，羌活、淡豆豉各10g。

功效主治： 清暑湿解表。主治暑湿伤表感冒症见身热，微恶风，汗少，肢体酸重或疼痛，头昏重，胃胀纳差等。

药浴方法： 全身擦拭法。将药物捣成粗末，放入砂锅中，加2000ml水煎煮5～10分钟，煎煮2次，去渣取汁，将两次混合药液倒入干净脸盆，擦拭全身。每次10～20分钟，每天2次，3天为1个疗程。

注意事项 避免药液擦拭烫伤。

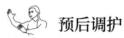 **预后调护**

① 感冒在流行季节须积极防治。生活上应慎起居，适寒温，在冬春之际尤当注意防寒保暖，盛夏亦不可贪凉露宿。

② 注意锻炼，增强体质，以御外邪。常易患感冒者，可每天按摩迎香穴，并服用防治方药。冬春风寒当令季节，可服贯众汤；夏令暑湿当令季节，可服藿佩汤；如时邪毒盛，流行广泛，可用贯众、板蓝根、生甘草煎服。

③ 在流行季节，应尽量少去人口密集的公共场所，防止交叉感染。室内可用食醋熏蒸法，每立方米空间用食醋5～10ml，加水1～2倍，加热熏蒸2小时，每日或隔日1次，作空气消毒，以预防传染。

④ 治疗期间应认真护理，适当休息。对时感重症及老年、婴幼儿、体虚者，须加强观察，注意病情变化。如高热动风、邪陷心包、合并或继发其他疾病等。

⑤ 须注意煎药和服药方法，汤剂煮沸后5～10分钟即可，过煮可降低药效。趁温热服，服后避风覆被取汗，或进热粥、米汤以助药力。出汗后尤应避风，以防复感。

第二节　咳嗽

咳嗽是指肺失宣降，肺气上逆作声，咯吐痰液而言，为肺系疾病的主要症状之一。分别言之，有声无痰为咳，有痰无声为嗽，一般多为痰声并见，难以截然分开，故以咳嗽并称。

咳嗽既是独立性的病证，又是肺系多种疾病的一个症状。本篇所论重点是以咳嗽为主要表现的一类疾病，其他如肺痈、肺痿、风温、肺痨等兼见咳嗽者，须参阅有关篇章辨证求因，进行处理。西医学中急慢性支气管炎，部分支气管扩张，慢性咽炎等可参考本篇辨证论治。部分慢性咳嗽经久反复，可发展致喘，称为咳喘，多表现为寒饮伏肺或肺气虚寒的证候，属痰饮病中的"支饮"或"喘证"，当参阅有关篇章辨证论治。

临床表现

咳嗽时作，白天多于夜间，咳而急剧，声重，或咽痒则咳作者，多为外感风寒或风热引起；若咳声嘶哑，病势急而病程短者，为外感风寒或风热，病势缓而病程长者为阴虚或气虚；咳声粗浊者多为风热或痰热伤津所致；早晨咳嗽阵发加剧，咳嗽连声重浊，痰出咳减者，多为痰湿或痰热咳嗽；午后、黄昏咳嗽加重，或夜间有单声咳嗽，咳声轻微短促者，多属肺燥阴虚；夜卧咳嗽较剧，持续不已，少气或伴气喘者，为久咳致喘的虚寒证；咳而声低气怯者属虚，洪亮有力者属实。饮食肥甘、生冷加重者多属痰湿；情志郁怒加重者因于气火；劳累、受凉后加重者多为痰湿、虚寒。

咳而少痰的多属燥热、气火、阴虚；痰多的常属湿痰、痰热、虚寒；痰白而稀薄的属风、属寒；痰黄而稠者属热；痰白质黏者属阴虚、燥热；痰白清稀透明呈泡沫样的属虚、属寒；咯吐血痰，多为肺热或阴虚；如脓血相兼的，为痰热瘀结成痈之候；咳嗽咯吐粉红色泡沫痰，咳而气喘，呼吸困难者，多属心肺阳虚，气不主血。咳痰有热腥味或腥臭气的为痰热，味甜者属痰湿，味咸者属肾虚。

内服方药

咳嗽有外感内伤之分，外感邪气引起的咳嗽属风寒袭肺的，常用三拗汤、止嗽散加减；风热犯肺以桑菊饮加减；风燥伤肺常以桑杏汤加减；凉燥则以杏苏散加减；痰湿蕴肺以二陈平胃散合三子养亲汤加减；肝火犯肺以黛蛤散合泻白散加减；肺肾阴亏以沙参麦冬汤加减。

〰️ 药浴治疗

风寒咳嗽方　　　　　　　　　　　　　　　　　　　　《太平惠民和剂局方》

组　　成： 麻黄10g，杏仁20g，甘草5g，桂枝5g，全瓜蒌30g，鱼腥草30g。

功　　效： 疏风散寒，宣肺化痰。主治风寒犯肺导致咳嗽声重，咽痒，咯痰稀薄色白，常伴鼻塞等症。

药浴方法： 擦浴法。将药物加水2000ml煮沸，煎煮20分钟，倒出药液，再次加适当水煮沸，合并两次药液。取毛巾蘸汁，擦拭太阳穴、咽喉部、两肘弯、两手心、两腘窝、两脚心、尾间骨两旁及前后胸肋骨间，擦时用力要均匀、轻重适度。每次10分钟，每天2次，3天为1个疗程。

> **注意事项**　治疗期间多饮水，避风寒。

桑菊饮加减　　　　　　　　　　　　　　　　　　　　　　《温病条辨》

组　　成： 桑叶100g，菊花、连翘、牛蒡子各50g，前胡40g。

功效主治： 疏风清热，化痰止咳。主治风热犯肺导致咳嗽频剧，气粗或咳声嘶哑，喉燥咽痛，咯痰不爽，痰黏稠或黄。

药浴方法： 足浴法。将药物浸泡20分钟后，加水2000ml煎汤，煎煮15分钟后去渣取汁。将药液倒入已清洗消毒的浴盆内，加水，将水温调至合适温度，即可浴足。每天1次，每次20～30分钟，5天为1个疗程。

> **注意事项**　治疗期间多饮水，注意保温避风寒。避免进食辛辣、刺激之品。

风燥咳嗽方 《温病条辨》

组　　成：桑白皮、半夏、白僵蚕、胆南星、象贝母各10g。

功效主治：清热化痰、息风润肺平喘。

药浴方法：将药物捣碎，放入烧开水的壶中，加入适量水煮沸，产生的蒸汽从壶嘴喷出，口鼻对准壶嘴，并保持一定距离进行熏蒸，凉时可反复加热熏蒸。每次20～30分钟，每天1次，3天为1个疗程。

> **注意事项** 浴后擦干，宜休息10分钟再进行活动。

肺虚血瘀方 经验方

组　　成：胡核7粒，桃仁10粒，杏仁4粒，栀子仁10g。

功效主治：活血祛瘀，化痰止咳。主治干咳，咳声短促，或痰中带血丝，或有气喘症。

药浴方法：足浴法。将药物捣碎，加水2000ml煎汤，煮沸20分钟后去渣取汁。将药液倒入已清洗消毒的浴盆内，加温水将水温调至合适温度，即可浴足。浴足每天1次，每次30分钟，10天为1个疗程。

> **注意事项** 药物研碎，以便有效成分充分溶解。

预后调护

❶ 咳嗽预防的重点在于提高机体卫外功能，增强皮毛腠理御寒抗病能力，若有感冒及时诊治。若常久咳自汗出者，可予玉屏风散服用。

❷ 注意气候变化，防寒保暖，饮食不宜甘肥、辛辣及过咸，嗜酒及吸烟等不良习惯尤当戒除，避免刺激性气体伤肺。

❸ 适当体育锻炼，增强体质，提高抗病能力。

❹ 易感冒者，可按摩面部迎香穴，夜间艾熏足三里。

❺ 外感咳嗽，如发热等全身症状明显者，应适当休息。内伤咳嗽多呈慢性反复发作，尤其应当注意起居饮食的调护，可据病情适当选择服食梨、莱菔子、山药、百合等。注意劳逸结合，缓解期应坚持"缓则治本"的原则，补虚固本以图根治。

第三节　喘证

喘即气喘、喘息。喘证既可以作为一个独立的病证，亦可见于多种急慢性疾病过程中。临床治疗应当结合辨病，全面分析疾病的特点。临床上如肺炎、喘息性支气管炎、肺气肿、肺源性心脏病、心脏性哮喘、矽肺等发生呼吸困难时，均可按照本篇辨证施治。

临床表现

喘证以喘促短气，呼吸困难，甚至张口抬肩，鼻翼煽动，不能平卧，口唇发绀为特征。喘证的症状轻重不一，轻者仅表现为呼吸气促；重者稍动则喘息不已，不能平卧；甚则张口抬肩，鼻翼煽动；严重者，喘促持续不解，烦躁不安，面青唇紫，肢冷，汗出如珠，脉浮大无根，发为喘脱。患者多有慢性咳嗽、哮病、肺痨、心悸等病史，每遇外感及劳累而诱发。

喘证与哮证相鉴别：喘指气息而言，为呼吸气促困难，甚则张口抬肩，不能平卧。哮指声响而言，必见喉中哮鸣有声，有时亦伴有呼吸困难。正如《医学心悟》曰："夫喘促喉间如水鸡声者谓之哮，气促而连续不能以息者谓之喘。"喘未必见哮，而哮必兼喘。

内服方药

喘证根据内伤、外感的不同，辨证为风寒壅肺证可选麻黄汤合华盖散加减；痰热郁肺证可选用桑白皮汤加减；痰浊壅肺证可选用二陈汤合三子养亲汤加减。肺气虚损证可选用生脉散合补肺汤加减；肾虚不纳证可选用金匮肾气丸合参蛤散加减。甚者可用参附汤送服黑锡丹，配合蛤蚧粉。

〰 药浴治疗

白芥子方　　　　　　　　　　　　　　　　　　　　　《名医别录》

组　　成：白芥子300g。

功效主治：降气平喘。主治寒痰壅肺导致的痰多清稀，咳嗽气喘，胸胁胀满等症。

药浴方法：足浴法。将药物研成细末，用少量水调成糊状，至溢出芥子油气味。将糊状物放入浴盆后用1000ml开水冲溶，再用温水调至合适温度浴足。每天1次，每次30分钟，7天为1个疗程。

> **注意事项**　防止受寒，睡前浴足效果较佳。

痰浊壅肺方　　　　　　　　　　　　　　　　　　　　《本草纲目》

组　　成：白凤仙花全草1株，白果、白芥子、椒目各25g，艾叶、杏仁各30g，厚朴、诃子各20g，延胡索15g。

功效主治：敛肺消炎，止咳定喘。主治喘咳气涌，胸部胀痛，痰多质黏色黄或白，咳吐不利，或兼纳差食少。

药浴方法：熏洗法。将药物捣成粗末，放入锅中加2000ml清水煮沸。滤出药液倒入小盆内，趁热先熏后洗，定喘、肺俞、云门、中府等穴位。每天1次，每次30分钟，10天为1个疗程。（定喘：第7颈椎棘突下，旁开0.5寸；肺俞：第3胸椎棘突下，旁开1.5寸；云门：肩胛骨喙突上缘，锁骨下窝凹陷处，前正中线旁开6寸；中府：横平第1肋间隙，锁骨下窝外侧，前正中线旁开6寸。）

> **注意事项**　防止烫伤，准确选穴，方疗效佳。

纳气定喘方 　　　　　　　　　　　　　　　　　　　《中医外治法集要》

组　　成： 炙麻黄、白芥子、半夏、地龙、细辛各30g，樟脑10g，附子60g。

功效主治： 温肾纳气平喘。主治喘促日久，动则喘甚，端坐不能平卧，稍动则咳喘欲绝，或有痰鸣，心慌动悸，烦躁不安等阳虚不摄所致的喘证。

药浴方法： 足浴法。将上药共研成细末，用生姜汁调和成糊状，放入盆中，加开水2000ml，再加入温水将温度调至适宜时，浸泡双足，每天1次，每次40分钟，10天为1个疗程。

注意事项 防止烫伤，避风寒。

预后调护

❶ 对于喘证的预防，平时要慎风寒，适寒温，节饮食，少食黏腻和辛热刺激之品，以免助湿生痰动火。

❷ 已病则应注意早期治疗，力求根治，尤需防寒保暖，防止受邪而诱发，忌烟酒，远房事，调情志，饮食宜清淡而富有营养。

❸ 加强体育锻炼，增强体质，提高机体的抗病能力，但活动量应根据个人体质强弱而定，不宜过度疲劳。

第四节　哮病

哮病是一种发作性的痰鸣气喘疾患。发时喉中有哮鸣声，呼吸气促困难，甚则喘息不能平卧。

本篇所论哮病为一种发作性疾病，属于痰饮病的"伏饮"证，包括西医的支气管哮喘、喘息性支气管炎等病引起的哮喘。

临床表现

发病多与先天禀赋有关，家族中可有哮病史。常由气候突变，饮食不当，情志失调，劳累等诱发。

发时常多突然，可见鼻痒、喷嚏、咳嗽、胸闷等先兆。喉中有明显哮鸣声，呼吸困难，不能平卧，甚至面色苍白，唇甲青紫，约数分钟、数小时后缓解。

呈反复发作性。平时可一如常人，或稍感疲劳、纳差。但病程日久，反复发作，导致正气亏虚，可常有轻度哮鸣，甚至在大发作时持续难平，出现"喘脱"。

内服方药

哮病发作期根据寒热虚实不同，用小青龙汤、定喘汤、厚朴麻黄汤、三子养亲汤、平喘固本汤加减。缓解期则用六君子汤、生脉地黄汤合金水六君煎加减治疗。

药浴治疗

射干麻黄汤　　　　　　　　　　　　　　　　　　　　《金匮要略》

组　　成： 射干12g，炙麻黄8g，半夏、紫菀、款冬花、杏仁、五味子、苏子、橘红各10g，生姜5片，细辛、炙甘草各6g。

功效主治： 温肺散寒、化痰平喘。主治外寒内饮所致喉中哮鸣如水鸡声，呼吸急促，喘憋气逆，咳不甚，痰少色白而多泡沫等症。

药浴方法： 雾化熏蒸法。将药物捣碎，放入烧开水的壶中，加入2000ml水煮沸，产生的蒸汽从壶嘴喷出，口鼻对准壶嘴，并保持一定距离进行熏蒸，凉时可反复加热熏蒸。每次20～30分钟，每天1次，10天为1个疗程。

注意事项 雾吸时，宜在患者口鼻周围涂上凡士林，以防熏烫伤。

热哮方 《扶寿精方·痰门》

组　　成： 蒲公英、鱼腥草、车前草各100g，牛蒡子15g，莱菔子10g。

功效主治： 清热宣肺，化痰定喘。喉中痰鸣如吼，喘而气粗息涌，胸高胁胀，咳呛阵作，咯痰色黄或白，黏浊稠厚。

药浴方法： 足浴法。将药物加水2000ml浸泡30分钟，煎煮20分钟后去渣取汁。倒入足浴盆，将水温调至合适温度后浴足。每天1次，每次30分钟，5天为1个疗程。

注意事项 睡前浴足效果较佳。

寒包热哮方 《伤寒论》

组　　成： 麻黄、辛夷各15g，杏仁、苍耳子、黄芩、款冬花各20g，生石膏60g，甘草6g。

功效主治： 清热宣肺，止咳平喘。主治外寒痰热内郁所致喉中鸣息有声，呼吸急促，喘咳气逆，痰黏色黄，或黄白相兼。

药浴方法： 擦浴法。将药物用清水浸泡30分钟，加入水2000ml煎汤，煮20分钟后去渣取汁。取药液500ml，待药汁降温不烫后擦洗后背。每天3次，每次15～20分钟，5天为1个疗程。

注意事项 擦洗时注意药汁温度及擦洗力度，以免烫伤、擦伤。

肺肾双补方 《景岳全书》

组　　成： 仙灵脾、蛇床子、制附片、肉桂各15g，桑枝50g，桑寄生50g，松枝50g，桂枝20g，竹叶细辛100g，麻黄30g，桂枝30g，细辛30g。

功效主治： 补肺益肾。主治肺肾气虚导致短气息促，动则为甚，吸气不利，咯痰质黏起沫，腰膝酸软等症。

药浴方法：泡浴法。将上述药物做成药粉，每次用100g，加水2000ml，煮开2分钟即可，将药水倒入浴桶，加适量热水到浴桶的3/4处，水温至40℃时可入浴。隔日1次，每次30分钟，10天为1个疗程。

注意事项 药浴时间在睡前2小时，浴后饮用温水1杯，体弱者可饮麦片或牛奶。

预后调护

① 注意保暖，防止感冒，避免因寒冷空气的刺激而诱发。

② 根据身体情况，作适当的体育锻炼，以逐步增强体质，提高抗病能力。

③ 饮食宜清淡，忌肥甘油腻，辛辣甘甜。

④ 避免烟尘异味，保持心情舒畅，避免不良情绪的影响，劳逸适当，防止过度疲劳，平时可常服玉屏风散，肾气丸等药物，以调护正气，提高抗病能力。

第五节　不寐

不寐是以不能获得正常睡眠，以睡眠时间、深度及消除疲劳作用不足为主的一种病证，重则彻夜不寐，影响人们的正常工作、生活、学习，以致诱发其他疾病。由于其他疾病而影响睡眠者，不属本篇讨论范围。包括西医学的神经官能症、更年期综合征、慢性消化不良、贫血、动脉粥样硬化症等以不寐为主要临床表现时可参考本篇内容辨证论治。

临床表现

轻者入寐困难或寐而易醒，醒后不寐，连续3周以上，重者彻夜难眠。常伴有头痛、头昏、心悸、健忘、神疲乏力、心神不宁、多梦等症。本病证常有饮食不节，情志失常，劳倦、思虑过度，病后、体虚等病史。

不寐虚证，多属阴血不足，心失所养，临床特点为体质瘦弱，面色无华，神疲懒言，心悸健忘，多因脾失运化，肝失藏血，肾失藏精所致。实证为邪热扰心，临床特点为心烦易怒，口苦咽干，便秘溲赤，多因肝郁化火，食滞痰热，胃腑不和所致。

🎁 内服方药

不寐根据不同辨证，心火旺盛可用朱砂安神丸；肝火扰心可用龙胆泻肝丸；痰火扰心可用黄连温胆汤；脾胃不和导致可用甘草泻心汤；心肾不交可用六味地黄丸合交泰丸；心脾两虚可用归脾汤；食滞胃脘可用保和丸。

♨ 药浴治疗

朱砂安神丸加减　　　　　　　　　　　　　　　　　　　　《内外伤辨惑论》

组　　成：生地12g，当归10g，黄连12g，生甘草10g，白芍10g，茯神15g，灯心草3束，朱砂1g。

功效主治：清心泻火，宁心安神。主治心火亢盛，阴血不足导致的失眠多梦，心悸心烦神乱，舌红等病症。

药浴方法：口服配合足浴。除朱砂外，其余药物用清水浸泡20分钟，加水2000ml煎汤，煮沸20分钟后去渣取汁，冲入朱砂，药汤分早中晚3次服。再于药中加3000ml清水，煎药20分钟，取药汤于睡前浴足。每天1次，每次30分钟，7天为1个疗程。

> **注意事项** 足浴以睡前疗效佳。朱砂有毒，不宜久服、多服。以免汞中毒。忌火煅，火煅则析出水银，有剧毒。水沸入药。肝肾病患者慎用。

降气疏肝解郁方　　　　　　　　　　　　　　　　　　　　《备急千金要方》

组　　成：磁石（先煎）、夜交藤各30g，合欢皮60g，香附30g，橘皮20g，陈醋20g。

功效主治：理气解郁，重镇安神助眠。主治失眠伴精神抑郁，胸胁胀闷、嗳气者；或有心烦不寐，头晕头胀，目赤耳鸣。

药浴方法：足浴法。上述药物加水2000ml，先煎磁石30分钟后，加入其他药物煎煮30分钟，去渣取汁，再与开水、陈醋一同放入盆中，每晚临睡前泡足30分钟。10天为1个疗程。

注意事项 治疗期间饮食宜清淡，足浴时防止烫伤。

二陈汤加减 《太平惠民和剂局方》

组　　成：半夏、陈皮、茯苓、柴胡、合欢皮各15g，白术20g，夜交藤25g。

功效主治：健脾化痰，解郁安神。主治脾胃不和导致的入睡困难，伴胸腹胀满，口苦等。

药浴方法：足浴法。将药物用清水2000ml浸泡20分钟，煮沸20分钟后去渣取汁，倒入足浴盆中，加温水适量调温，睡前浴足。每天1次，每次30分钟，10天为1个疗程。

注意事项 睡前浴足效果较佳，防止烫伤。

温胆汤加减 《外台秘要》

组　　成：黄连、法半夏、枳实各10g，陈皮9g，茯苓15g，竹茹12g，甘草6g，夜交藤60g，远志15g。

功效主治：清热化痰，养心安神。主治痰热内扰导致的失眠多梦，虚烦不宁，胸闷咳痰等。

药浴方法：口服配合足浴法。将药物加水2000ml煎汤，煮沸20分钟后去渣取汁。一煎药汤分早中晚3次服。二煎药汤于睡前浴足，每天1次，每次30分钟，10天为1个疗程。

注意事项 睡前1~2小时足浴效果佳。

交泰丸加减 《脾胃论》

组　　成：莲心30g，浮小麦20g，石菖蒲15g，肉桂10g，黄连10g。

功效主治：滋阴降火，交通心肾。主治证属阴虚火旺者，心肾不交者，见心烦不寐，入睡困难，心悸多梦伴有头晕耳鸣，口干心烦。

药浴方法：足浴法。上药共研成细末，用纱布袋包煎，加水2000ml煎汤，煮沸10分钟后去药包，睡前浴足。每天1次，每次30分钟，10天为1个疗程。

> **注意事项** 睡前1~2小时足浴效果佳。注意调节水温。

补益心脾安神方 《济生方》

组　　成：磁石（先煎）30g，夜交藤、浮小麦、黄芪、太子参各15g，红花、合欢皮、酸枣仁、柏子仁、丹参、补骨脂、龙骨、牡蛎各10g，白术6g。

功效主治：补益心脾，养心安神。主治心脾两虚所致不易入睡，多梦易醒，心悸健忘，神疲食少等症。

药浴方法：雾化吸入法。先用水煎煮磁石30分钟，再下其余中药再煎30分钟，滤出药液，加适量水放入气雾器中，持续加热，产生气雾，利用喷头喷出的气雾吸入，每日1次，每天睡前治疗15分钟，10天为1个疗程。

> **注意事项** 防止面部烫伤。

预后调护

❶ 失眠属心神病变，重视精神调摄和讲究睡眠卫生，可以很好地预防失眠。

❷ 积极进行心理情志调整，克服过度的紧张、兴奋、焦虑、抑郁、惊恐、愤怒等不良情绪，做到喜怒有节，保持精神舒畅，尽量以放松的、顺其自然的心态对待睡眠，能较好地入睡。

❸ 生活起居方面，建立有规律的作息制度。从事适当的体力活动或体育健身活动，增强体质，持之以恒，促进身心健康。

❹ 晚餐要清淡，不宜过饱，更忌浓茶、咖啡及吸烟，睡前避免从事紧张和兴奋的活动，养成定时就寝的习惯。

❺ 要注意睡眠环境的安宁，床铺要舒适，卧室光线要柔和，并努力减少噪音，去除各种可能影响睡眠的外在因素。

第六节　头痛

头痛是以头部疼痛为主要表现的一类病证，可单独出现，亦见于多种疾病的过程中。本节所讨论的头痛，是指因外感六淫、内伤杂病而引起头痛的一类病证。

内科常见的头痛，如血管性头痛、紧张性头痛、三叉神经痛、外伤后头痛、部分颅内疾病、神经官能症及某些感染性疾病、五官科疾病的头痛等，均可参照本节内容辨证施治。

临床表现

以头部疼痛为主要临床表现。头痛部位可发生在前额、两颞、巅顶、枕项或全头部。疼痛性质可为跳痛、刺痛、胀痛、灼痛、重痛、空痛、昏痛、隐痛等。头痛发作形式可为突然发作，或缓慢起病，或反复发作，时痛时止。疼痛的持续时间可长可短，可数分钟、数小时或数天、数周，甚则长期疼痛不已。

外感头痛者多有起居不慎，感受外邪的病史；内伤头痛者常有饮食，劳倦、房事不节，病后体虚等病史。

内服方药

头痛分为外感和内伤两种。外感引起的风寒头痛常用川芎茶调散加减；风热头痛常用芎芷石膏汤加减；风湿头痛常用羌活胜湿汤加减。

内伤引起的肝阳头痛常用天麻钩藤饮加减；血虚头痛则用加味四物汤加减；痰浊头痛则用半夏白术天麻汤加减；肾虚头痛常用大补元煎加减；瘀血头痛常用通窍活血汤加减。

〰 药浴治疗

风寒头痛方 《太平惠民和剂局方》

组　　成：川芎、白芷各15g，晚蚕沙30g，僵蚕25只。

功效主治：疏风散寒，通络止痛。主治风寒外感所致的头痛连及项背，伴有拘急收紧感。

药浴方法：熏蒸法。上药共放砂锅中加清水3000ml，煎至2000ml。用牛皮纸（或厚纸）将砂锅口盖住，视疼痛部位大小，再盖纸中心开一孔，令患者将痛处对准纸孔熏蒸；全头痛则将头部对准砂锅口（患者双目紧闭或用手帕包住），在砂锅口上面覆盖一块大方巾，趁药气热时熏蒸痛处。每天1剂，每剂用2次，每次熏蒸10～15分钟，5天为1个疗程。

> **注意事项**　防止受风寒。治疗期间忌烟酒、生冷、辛辣之物。

风热头痛方 《温病条辨》

组　　成：桑叶、薄荷（后下）各30g，黄菊花15g，黑山栀10g，独活、天麻各6g。

功效主治：疏风清热止痛。主治头痛而胀，甚则头胀如裂，发热或恶风。

药浴方法：头浴法。将上药加水2000ml煎煮20分钟，取药液滤滓，待温，洗头反复擦洗，早晚各1次，每次10分钟，5天为1个疗程。

> **注意事项**　防止受风寒。治疗期间忌烟酒、生冷、辛辣之物。

风湿头痛方 《奇效良方》

组　　成：生川乌、生南星、羌活、独活、防风、麻黄、细辛各10g，川芎、白芷各15g，晚蚕沙40g，僵蚕30g，生姜25g，连须葱白5根，白酒（烧酒）100ml。

功效主治：祛风除湿止痛。主治风湿外感所致发热，头痛如裹，肢体困重，伴胸闷纳呆等症。

药浴方法：头部熏洗法。先将川乌、南星、僵蚕放入砂锅中加清水3000ml，煮沸30分钟后，再加入羌活、独活、防风、白芷、麻黄、细辛、晚蚕沙、川芎煮沸10分钟；在临用前将葱白、生姜、白酒加入，用厚纸将砂锅口封住；待沸时，视其疼痛部位大小，将盖纸中心开一孔，令患者将痛部对准纸孔熏之。

全头痛则将头部对准砂锅口（患者双目紧闭或用手帕包住），在砂锅口上面覆盖一块大方巾，以热药气熏蒸头部，待头部出汗时，再熏2～3分钟后，再用药液洗头，洗后用毛巾擦干，再用干毛巾，将头部全部裹住，蒙头盖被取汗。每天1剂，每晚1次，每次熏洗10～15分钟，5天为1个疗程。

> **注意事项** 熏洗后注意避风保暖。病愈后，忌食刺激性食物。

肝阳头痛方 　　　　　　　　　　　　　　　　　　　　　　《千金翼方》

组　　成：吴茱萸50g，醋100ml。

功效主治：平肝潜阳。主治肝阳上亢所致头昏胀痛，两侧为重，伴心烦易怒，夜寐不宁。

药浴方法：足浴法。将吴茱萸加水2000ml，煎煮30分钟，去滓取汁，倒入盆中，再加醋100ml及适量温水，浸泡双足。每天2次，每次20分钟，15天为1个疗程。

> **注意事项** 保持情绪平和，病愈后，忌食刺激性食物。

肾虚头痛方 　　　　　　　　　　　　　　　　　　　　　　《金匮要略》

组　　成：生地30g，熟地黄、山茱萸各20g，食盐半汤匙。

功效主治：补肾养阴。主治肾虚导致头部空痛，眩晕耳鸣，腰膝酸软等症。

药浴方法：足浴法。上药加水2000ml煎煮30分钟，滤滓取汁，加入食盐，倒入洗脚盆中，加适量温水浴足，每次30分钟，每天睡前1次，15天为1个疗程。

> **注意事项** 忌食刺激性食物。

瘀血头痛方 《医林改错》

组　　成：川芎、当归各30g，荆芥60g，白芷、细辛各10g。

功效主治：活血化瘀、通络止痛。主治瘀血所致头痛经久不愈，痛处固定不移，痛如锥刺等症。

药浴方法：头面熏洗法。上药共放砂锅中加清水5碗，煎至3碗。用牛皮纸（或厚纸）将砂锅口盖住，视疼痛部位大小，再盖纸中心开一孔，令患者将痛处对准纸孔熏蒸，药液放温后洗浴痛处。每天1次，每次熏洗10～15分钟，10天为1个疗程。

> **注意事项** 防止受风寒，忌食刺激性食物。

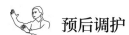

预后调护

❶ 头痛患者宜注意休息，保持环境安静，光线不宜过强。

❷ 外感头痛由于外邪侵袭所致，故平时当顺应四时变化，寒温适宜，起居定时，参加体育锻炼，以增强体质，抵御外邪侵袭。

❸ 内伤所致者，宜情绪舒畅，避免精神刺激，注意休息。

❹ 各类头痛患者均应禁烟戒酒。此外，尚可选择合适的头部保健按摩法，以疏通经脉，调畅气血，防止头痛发生。

第七节 中风

中风是以卒然昏仆，不省人事，醒后半身不遂，口眼㖞斜，语言不利为主要表现的病证。病轻者可无昏仆，而仅见半身不遂及口眼㖞斜等症状。

由于本病发生突然，起病急骤，临床见症不一，变化多端，有晕仆、抽搐，与"风性善行而数变"的特征相似，故名之为"中风"；又因其发病突然，亦称之为"卒中"。至于外感病中的中风之证，与本节所述不可混淆。

根据中风的临床表现，与急性脑血管疾病相近似，包括缺血性中风和出血性中风，如短暂性脑缺血发作、局限性脑梗死、原发性脑出血和蛛网膜下腔出血等，均可参照本节进行辨证论治。

临床表现

本病可出现突然昏仆，不省人事，半身不遂，偏身麻木，口眼㖞斜，言语謇涩等临床表现。轻症仅见眩晕，偏身麻木，口眼㖞斜等。

多急性起病，好发于40岁以上人群。发病之前多有头晕、头痛、肢体一侧麻木等先兆症状。常有眩晕、头痛、心悸等病史，病发多有情志失调、饮食不当或劳累等诱因。

内服方药

中风病急性期以抢救为主，恢复期口眼㖞斜常用解语丹加减，肢体偏枯不用常用补阳还五汤加减。

药浴治疗

风痰阻络方	《奇效良方》
组　成：秦艽、党参各15g，生地、白术、茯苓、黄芩、熟地黄、羌活、独活各10g，防风、当归、赤芍、川芎各12g，石膏25g，白芷5g，细辛、生甘草各3g。	

功效主治：疏表祛风，化痰通络。主治风痰阻络中风后遗症见语言不利，口眼㖞斜或偏身活动不利等。

药浴方法：足浴法。将药物加水3000ml煎汤，煮沸20分钟后去渣取汁。倒入足浴盆中，加适量温水，浴足。每日1次，每次30分钟，15天为1个疗程。

> **注意事项** 需有人助浴，避免发生意外。

风痰瘀阻方　　　　　　　　　　　　　　　　　　　　　　《杨氏家藏方》

组　成：白附子、僵蚕、全蝎各30g，白酒500ml。

功效主治：祛风通络，化痰止痉。适用于中风后口眼㖞斜。

药浴方法：足浴法。上药共研成末，入白酒浸泡3天。3天后每天饮药酒100ml，睡前取30ml药酒入桶，用2000ml沸水冲溶，调温后浴足。每天1次，每次30分钟，15天为1个疗程。

> **注意事项** 需有人助浴，防止烫伤。

木瓜汤　　　　　　　　　　　　　　　　　　　　　　　　《饮膳正要》

组　成：木瓜、桑枝、当归、黄芪、赤芍、川芎各20g，红花15g。

功效主治：益气行血，化瘀通络。主治气虚络瘀所致中风后半身不遂。

药浴方法：足浴法。将药物加水煎汤，煮沸20分钟后去渣取汁。先熏蒸擦洗患处20分钟，再调温后浴足30分钟。每天2次，每剂药可续煎2次，30天为1个疗程。

> **注意事项** 需有人助浴，防止烫伤。

归甲汤　　　　　　　　　　　　　　　　　　　　　　　　《本草纲目》

组　成：当归、牛膝各15g，胆南星12g，穿山甲10g，桑寄生9g。

功效主治：活血通络，补肝益肾。适用于肝肾亏虚所致中风后半身不遂。

药浴方法：足浴法。将药物用清水2000ml浸泡20分钟，煎汤，煮沸30分钟后去渣取汁，调温后浴足。每天2次，每次30分钟，15天为1个疗程。

> **注意事项** 需有人助浴，防止受风寒。

附：面瘫药浴方

祛风汤　　　　　　　　　　　　　　　　　　　　　　　　　　　经验方

组　　成：薄荷、艾叶、荆芥、前胡各10g。

功效主治：祛风通络。主治受风引起的口眼㖞斜。

药浴方法：头面熏洗法。上药加清水1500ml煎沸后，将药液倒入盆内。然后将头面部对准盆口，并用布遮盖头面部及盆，趁热气熏患侧头面部3分钟。每晚睡前熏洗1次。

> **注意事项** 防止烫伤。

祛风活血方　　　　　　　　　　　　　　　　　　　　　　　《杨氏家藏方》

组　　成：白附子、川芎、白僵蚕、地龙、全蝎、细辛各10g，冰片（后下）5g。

功效主治：祛风通络，活血化瘀。主治风气内动，瘀血阻络导致的口眼㖞斜。

药浴方法：头面熏洗法。上药加清水1500ml煎沸后，将药液倒入盆内。然后将头面部对准盆口，并用布遮盖头面部及盆，趁热气熏患侧头面部3分钟。

> **注意事项** 防止情绪激动，药浴时有旁人陪护。

预后调护

❶ 关于中风的预防问题，应识别中风先兆，及时处理，以预防中风发生。

❷ 饮食宜清淡易消化之物，忌肥甘厚味、动风、辛辣刺激之品，并禁烟酒。

❸ 保持心情舒畅，做到起居有常，避免疲劳，以防止卒中和复中。

❹ 中风病恢复期常有后遗症见半身不遂，口歪语謇或失音等，此时须积极治疗并加强护理。针灸与药物治疗并进，可提高疗效。

❺ 恢复期要加强偏瘫肢体的被动活动，进行各种功能锻炼，并配合针灸、理疗、按摩等。偏瘫严重者，防止患肢受压而发生变形。语言不利者，宜加强语言训练。长期卧床者，保护局部皮肤，防止发生褥疮。

第八节　胃痛

胃痛，又称胃脘痛，是指以上腹胃脘部近心窝处疼痛为主要表现的病证。

"胃脘痛"的发生与肝、脾有关，可由寒邪、饮食、情志等导致。急性胃炎、慢性胃炎、胃溃疡、十二指肠溃疡、功能性消化不良、胃黏膜脱垂等病以上腹部疼痛为主，属于中医胃痛范畴，可参考本篇进行辨证论治，结合辨病处理。

临床表现

以上腹胃脘部近心窝处发生疼痛，其疼痛有胀痛、刺痛、隐痛、剧痛等性质的不同。常伴食欲不振，恶心呕吐，嘈杂泛酸，嗳气吐腐等上胃肠道症状。

发病特点：以中青年居多，多有反复发作病史，发病前多有明显的诱因，如气候变化、恼怒、劳累、暴饮暴食、饥饿、饮食生冷干硬、辛辣烟酒或服用损伤脾胃的药物。

内服方药

寒邪客胃证常用良附丸加味；饮食伤胃证常用保和丸加减；肝气犯胃证常用

柴胡疏肝散加减；瘀血内停证常用失笑散合丹参饮加减；脾胃虚寒证常用黄芪建中汤加减。

〰️ 药浴治疗

寒邪犯胃方 《良方集腋》

组　　成：干姜、肉桂各30g，香附、高良姜各50g。

功效主治：温中散寒，温经通脉，理气止痛。主治寒凝气滞和脾胃虚寒性胃痛。可见胃痛暴作，恶寒喜暖，得温痛减，遇寒加重等症。

药浴方法：足浴法。将上述药物加入2000ml清水煮沸。滤出药液，倒入浴盆中，加适量温水，泡洗双足。每天早晚2次，每次20分钟，10天为1个疗程。

注意事项 防止再次受寒，忌食生冷。

消食导滞方 《仁斋直指小儿附遗方论》

组　　成：苍术、焦山楂、厚朴、炒谷芽、神曲、枳实、鸡内金、莱菔子各10g，陈皮12g，甘草3g，槟榔8g。

功效主治：消食导滞，理气止痛。主治饮食停滞胃脘所致胃痛，胀满拒按，嗳腐吞酸。

药浴方法：足浴法。将药物加入2000ml清水煎汤，煮沸20分钟后，去渣取汁。调温于睡前浴足。每天1次，每次30分钟，7天为1个疗程。

注意事项 饮食清淡。

理气止痛方 《仁存堂经验方》

组　　成：香附、陈皮各20g，佛手、柿蒂各30g。

功效主治：疏肝理气，和胃止痛。主治木郁乘土所致胃痛，胃脘胀痛，痛连两胁，遇烦恼则痛作或痛甚，嗳气、呃逆等症。

药浴方法：药浴法。将药物加2000ml清水煎汤，煮沸20分钟后，去渣取汁。把药液分成两份，用热水将药液调至适宜温度后浴足，早上及睡前浴足各1次。每次30分钟,7天为1个疗程。

注意事项 调畅情志，饮食清淡。

温胃止痛方 　　　　　　　　　　　　　　　　　　　《良方集腋》

组　　成：小茴香、肉桂各30g，香附、高良姜各20g。

功效主治：温胃止痛，祛风散寒。主治脾胃虚寒性胃痛。见胃痛隐隐，绵绵不休，喜温喜按，空腹痛甚，得食则缓，劳累或受凉后发作或加重，便溏等症。

药浴方法：将药物加水2000ml煎汤，煮沸20分钟后去渣取汁。把药液分成两份，用热水将药液调至适宜温度后浴足，上午及睡前浴足各1次。每天2次，每次30分钟，3天为1个疗程。

注意事项 忌食生冷之物。

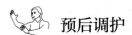 **预后调护**

❶ 胃痛发病，多与情志不遂、饮食不节有关，故在预防上要重视精神与饮食的调摄，要注意有规律的生活与饮食习惯，忌暴饮暴食、饥饱不匀。

❷ 胃痛持续不已者，应在一定时期内进流质或半流质饮食，少食多餐，以清淡饮食易消化的食物为宜；忌粗糙多纤维饮食，尽量避免食用浓茶、咖啡、烟酒和辛辣等诱发因素。

❸ 进食宜细嚼慢咽，慎用水杨酸、肾上腺皮质激素等西药。

❹ 保持乐观的情绪，避免过度劳累与紧张也是预防本病复发的关键。

第九节 泄泻

泄泻是以排便次数增多，粪质稀溏或完谷不化，甚如水样为主的病证。古有将大便溏薄而势缓者称为泄，大便清稀如水而势急者称为泻，一般统称泄泻。

本病可见于多种疾病，凡属消化器官发生功能或器质性病变导致腹泻，如急性肠炎、炎症性肠病、肠易激综合征、吸收不良综合征、肠道肿瘤、肠结核等，或其他脏器病变影响消化吸收功能以泄泻为主证者，均可参考本篇进行辨证论治，西医学的霍乱不在本病范围。

临床表现

以大便溏稀为诊断的主要依据，或完谷不化，或粪如水样，或大便次数增多，每日三五次以至十数次以上。常兼有腹胀、腹痛、腹鸣、纳呆。起病或急或缓，暴泻者多有暴饮暴食或误食不洁之物的病史。迁延日久，时发时止者，常由外邪、饮食或情志等因素诱发。

内服方药

针对泄泻的内外因辨证治疗，寒湿泄泻证多用藿香正气散加减；湿热泄泻用葛根芩连汤；食滞肠胃用保和丸；肝气乘脾证用痛泻要方；脾胃虚弱证用参苓白术散；肾阳虚衰证五更泻用四神丸加减。

药浴治疗

寒湿泄泻方	《实用中医方药丛书》
组　　成：干姜20g，高粱壳、车前草各100g。	
功效主治：芳香化湿，散寒止泻。主治寒湿困脾所致泄泻清稀，甚则如水样，伴脘闷食少，腹痛肠鸣等症。	

药浴方法：足浴法。将药物加水2000ml煎汤，煮沸后20分钟去渣取汁。将药液倒入已清洗消毒的浴盆内，加温水将水温调至合适温度，浴足。每天2次，上午和睡前各1次浴足效佳，每次20～30分钟，5天为1个疗程。

| 注意事项 | 饮食忌生冷。避风寒。 |

湿热泄泻方 《本草汇言》

组　成：马齿苋300g（干品150g），地锦草200g（干品100g），红茶5g。

功效主治：清热利湿，调和肠胃。主治大肠湿热型急慢性泄泻，泄泻腹痛，泻下急迫，或泻而不爽，粪色黄褐，肛门灼热等症。

药浴方法：足浴法。将药物加水2000ml煎汤，煮沸后20分钟去渣取汁。将药液倒入浴盆内，加温水调至合适温度浴足，每天2次，每次20～30分钟，5天为1个疗程。

| 注意事项 | 每天上午和晚上各1次效果佳。 |

消食导滞方 《直指小儿附遗》

组　成：神曲、莱菔子各15g，炒麦芽20g，焦山楂18g，鸡内金、木香各10g。

功效主治：消食导滞，调中理气。主治食积胃脘导致腹痛肠鸣，泻下粪便，臭如败卵，泻后痛减，脘腹胀满等症。

药浴方法：足浴法。将上述药物加水2000ml煎汤，煮沸后20分钟去渣取汁。将药液倒入浴盆内，加温水调至合适温度浴足，于睡前浴足。每天1次，每次20～30分钟，5天为1个疗程。

| 注意事项 | 饮食宜清淡，进食容易消化的食物。 |

白术散   《太平惠民和剂局方》

组　　成：白术、葛根各50g，白扁豆、车前草、薏米各100g。

功效主治：健脾益胃，和中止泻。主治脾虚导致大便时溏时泻，便次增多，
　　　　　迁延反复，伴食少，食后脘闷不舒等症。

药浴方法：足浴法。将药物加水2000ml煎汤，煮沸20分钟去渣取汁。将药液
　　　　　倒入浴盆，加温水调至合适温度，浴足每天2次，每次20~30分钟，
　　　　　7天为1个疗程。

注意事项 可将汤药一煎口服，二煎足浴，上午和睡前各1次浴足效佳。

赤石脂汤   《金匮要略》

组　　成：赤石脂100g，补骨脂80g，干姜150g。

功效主治：温补脾肾，散寒止泻。主治脾肾阳虚型慢性腹泻。常见黎明之前
　　　　　脐腹作痛，肠鸣即泻，泻下完谷，泻后则安。

药浴方法：足浴法。将上药加入水2000ml煎汤，煮沸20分钟后去渣取汁。
　　　　　将药液倒入已清洗消毒的浴盆内，加温水调至合适温度，即可浴
　　　　　足，每次30分钟，每天2次，10天为1个疗程。

注意事项 早晚各1次足浴效果佳。

 预后调护

❶ 起居有常，注意调畅情志，保持乐观心志。慎防风寒湿邪侵袭。

❷ 饮食有节，饮食宜清淡、富营养，以易消化食物为主，可食用一些对消化吸
收有帮助的食物，如山楂、山药、莲子、扁豆、芡实等。避免进食生冷不洁
及难消化或清肠润滑食物。

❸ 急性泄泻患者要给予流质或半流质饮食，忌食辛热炙煿、肥甘厚味、荤腥油
腻食物；某些对牛奶、面筋等不耐受者宜禁食。

❹ 若泄泻而耗伤胃气，可给予淡盐汤、饭汤、米粥以养胃气。若虚寒腹泻，可
予淡姜汤饮用，以振奋脾阳，调和胃气。

第十节 便秘

便秘是指粪便在肠内滞留过久，秘结不通，排便周期延长，或周期不长，但粪质干结，排出艰难，或粪质不硬，虽有便意，但便而不畅的病症。

功能性便秘，肠道激惹综合征、肠炎恢复期肠蠕动减弱引起的便秘，直肠及肛门疾患引起的便秘，药物性便秘，内分泌及代谢性疾病以及肌力减退所致的排便困难等，可参照本篇内容辨证论治，并结合辨病处理。

临床表现

便秘主要表现粪便在肠内滞留过久，排便周期延长，或粪质干结，排出艰难，或欲大便而艰涩不畅。常伴腹胀、腹痛、口臭、纳差，及神疲乏力，肛裂便血等症。本病常有饮食不节、情志内伤、劳倦过度等病史。

内服方药

实热便秘常用方麻子仁丸加减；气机郁滞用六磨汤加减；寒凝积滞用大黄附子汤加减；脾肺气虚证用黄芪汤加减；血虚便秘用润肠丸加减；阴虚便秘用增液承气汤；阳虚便秘用济川煎加减。

药浴治疗

热秘方	《奇效良方》

组　　成： 番泻叶50g，木香20g，枳实20g，艾叶50g。

功效主治： 清热通便。主治肠道积热所致大便干结，伴腹胀腹痛，小便短赤等症。

药浴方法： 坐浴法。将上药入锅，加水3000ml，煎煮20分钟，去渣取汁，倒入浴盆，先熏后洗，每天1次，每次20分钟。3天为1个疗程。

注意事项 大便通畅后即停药。

六磨汤加减 《世医得效方》

组　　成：木香20g，槟榔40g，乌药20g，大黄15g。

功效主治：疏肝理气导滞。主治气滞导致大便干结，或不甚干结，欲便不得出，或便而不爽，时伴肠鸣矢气，腹中胀痛，嗳气频作等症。

药浴方法：足浴法。将上药放入锅中，加水2000ml煎煮30分钟，去渣取汁，与白酒及开水同入盆中，泡足，每天1次，每次30分钟，10天为1个疗程。

> **注意事项** *腑气畅通后即止。素体偏热者，每天泡足1次，水温可略低；素体偏寒、偏虚者，每天泡足2次，上午和晚上各1次，水温可略高。*

寒秘方 《圣济总录》

组　　成：生姜、艾叶各50g，食盐30g。

功效主治：温胃散寒通便。主治寒凝肠道所致大便艰涩，伴腹痛拘急，胀满拒按，得温缓解等症。

药浴方法：腹部擦浴法。生姜、艾叶先加水2000ml煎煮10分钟，取药液1000ml，然后将食盐加入药中，待水温适宜时擦洗小腹部。每日2次，每次20分钟，以皮肤擦红为宜。5天为1个疗程。

> **注意事项** *防止受寒，忌生冷食物。*

黄芪汤加减 《金匮翼》

组　　成：生黄芪、白术、苍术、肉苁蓉各50g，枳壳10g。

功效主治：益气润肠。主治气虚性便秘。症见大便不干硬，虽有便意，但排便困难，用力努挣则汗出短气。

药浴方法：足浴法。将上药放入锅中，加水2000ml煎煮30分钟，去渣取汁，与白酒及开水同入盆中，泡足，每天2次，每次30分钟。10天为1个疗程。

> **注意事项** *每日上午和睡前足浴效果佳。*

预后调护

❶ 注意饮食的调理，合理膳食，以清淡为主，多吃粗纤维的食物及香蕉、西瓜等水果，勿过食辛辣厚味或饮酒无度。可采用食疗法，如黑芝麻、胡桃肉、松子仁等份，研细，稍加白蜜冲服。

❷ 定时排便，嘱患者每早按时如厕，养成定时大便的习惯。

❸ 保持心情舒畅，加强身体锻炼，特别是腹肌的锻炼，有利于胃肠功能的改善。

❹ 外治法可采用灌肠法，如中药保留灌肠或清洁灌肠等。

第十一节　眩晕

眩是指眼花或眼前发黑，晕是指头晕甚或感觉自身或外界景物旋转。二者常同时并见，故统称为"眩晕"。多属肝所主，与髓海不足、血虚、邪中等多种因素有关。

梅尼埃综合征、高血压病、低血压、脑动脉硬化、椎—基底动脉供血不足、贫血、神经衰弱等，以眩晕为主要表现的病症，可参考本节有关内容辨证论治。

临床表现

头晕目眩，视物旋转，轻者闭目即止，重者如坐车船，甚则仆倒。可伴有头痛、项背不舒、恶心呕吐、眼球震颤、耳鸣耳聋、汗出等表现。多有情志不遂、年高体虚、饮食不节、跌仆损伤等病史。

内服方药

眩晕根据虚实辨证的不同，分为以下证型：肝阳上亢证常用天麻钩藤饮加减；气血亏虚证常用归脾汤加减；肾精不足证常用左归丸加减；痰湿中阻证常用半夏白术天麻汤加减；瘀血阻窍证常用通窍活血汤加减。

♨ 药浴治疗

平肝泻火方 《本草思辨录》

组　　成： 吴茱萸、桃仁、丹参、夏枯草、川牛膝各15g。

功效主治： 平肝潜阳，清泻肝胆。适用于肝阳上亢所致的眩晕，伴耳鸣，头目胀痛，口苦，失眠多梦，遇烦劳郁怒而加重等症。

药浴方法： 足浴法。将药物加清水2000ml煎至1500ml，倒入脚盆内。待药液温度降至50～60℃时，先用毛巾蘸药液擦洗双脚（脚底、脚背）数分钟后，再将双脚浸泡在药液中30分钟。每天浸洗2次，洗后卧床休息1～2小时。7天为1个疗程。

注意事项 每日上午睡前各1次效果佳。

三藤汤 经验方

组　　成： 香瓜藤、黄瓜藤、西瓜藤各30g。

功效主治： 健脾除浊，化痰调中。主治痰蒙清窍导致的眩晕，头重昏蒙，或伴视物旋转，胸闷恶心等症。

药浴方法： 足浴法。将药物加水2000ml煎汤，煮沸20分钟后，去渣取汁，倒入脚盆，加温水调温后浴足，每次30分钟，每天1次，10天为1个疗程。

注意事项 防止烫伤。

桑地汤 《滇南本草》

组　　成： 生地、桑寄生各200g。

功效主治： 补气养血，健运脾胃。适用气血不足导致的眩晕，劳累易发，面色淡白，神疲乏力等症。

药浴方法：全身浸浴法。将药物装进纱包内，加水2000ml煎煮20分钟，再将药包及药液倒入浴盆内，加适量热水，水温在45℃左右，进入浴盆全身浸泡20分钟，每日1次。

注意事项 防治感冒，睡前效果佳。

左归丸加减　　　　　　　　　　　　　　　　　　　　　《景岳全书》

组　　成：磁石、石决明、党参、黄芪、当归、桑枝、枳壳、蔓荆子、白蒺藜、白芍、炒杜仲、牛膝、乌药各6g，独活18g。

功效主治：平肝息风、柔肝补肾、益气养血。主治眩晕，日久不愈，精神萎靡，腰酸膝软，或伴耳鸣等症。

药浴方法：足浴法。将药物加水2000ml，煎取汁1500ml，待水温为40～50℃时，浸泡双足。浸泡10分钟后，逐渐加水至踝关节以上，足浴时间30分钟左右，每日1次，10天为1个疗程。

注意事项 保持水温在40～50℃。

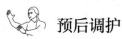 **预后调护**

❶ 坚持适当的体育锻炼，增强体质。注意劳逸结合，避免体力和脑力的过度劳累。

❷ 保持心情舒畅，情绪稳定，防止七情内伤。

❸ 饮食有节，防止暴饮暴食，少食肥甘醇酒及过咸伤肾之品，戒烟戒酒。

❹ 眩晕发病后要及时治疗，注意休息，严重者应卧床休息；避免突然、剧烈的体位改变和头颈部运动，以防眩晕症状的加重，或发生昏仆。

❺ 有眩晕史的患者，当避免剧烈体力活动，避免高空作业。

第十二节　郁证

郁证是由于情志不舒、气机郁滞所致，以心情抑郁、情绪不宁，胸部满闷、胁肋胀痛或易怒喜哭，或咽中如有异物哽塞等为主要临床表现的一类病证。

郁证的临床表现及其以情志内伤为致病原因的特点，主要见于西医学的神经衰弱、癔症及焦虑等症，也见于更年期综合征及反应性精神病。

临床表现

以忧郁不畅，情绪不宁，胸胁胀满疼痛为主要临床表现，或有易怒易哭，或有咽中如有炙脔，吞之不下，咯之不出的特殊症状。

多发于青中年女性。大多数有情志内伤的病史，并且郁证病情的发作常与情志因素密切相关。

内服方药

肝气郁结证常用柴胡疏肝散加减；肝郁化火证常用丹栀逍遥散加减；痰气郁结证常用半夏厚朴汤加减；心脾两虚证常用归脾汤加减；心肾不交证常用天王补心丹合交泰丸加减。

药浴治疗

肝气郁结	《医学统旨》

组　成：柴胡12g，生栀子9g，淡豆豉15g，麦冬、郁金、石菖蒲、胆南星各10g，淡竹叶5g，炙甘草6g。

功效主治：疏肝解郁。适用于肝郁气滞导致的精神低落，情绪不宁，胸部满闷，胁肋胀痛等症。

药浴方法：足浴法。将药物加水2000ml煎汤。煮沸20分钟后，去渣取汁。倒入足浴盆中，加适量水调温至50℃，睡前浴足，每天1次，每次30分钟，7天为一个疗程。

> **注意事项** 注意保持水温恒定，不宜过低。

痰气郁结 《金匮要略》

组　　成：五味子15g，生地20g，厚朴、陈皮、制半夏各10g。

功效主治：疏肝理气，滋阴安神。适用于痰气郁结导致的精神抑郁，胸部闷塞，胁肋胀满，咽中如有物哽塞等症。

药浴方法：足浴法。将药物加水2000ml煎汤。煮沸20分钟后去渣取汁，倒入足浴盆，每次30分钟，每天1次，7天为一个疗程。

> **注意事项** 进餐至少半小时以后足浴，水温不要低于40℃。

定志丸 《备急千金要方》

组　　成：石斛100g，石菖蒲80g，栀子50g，茯神150g。

功效主治：滋阴清热，养心安神。适用于肝郁化火导致的性情急躁易怒，胸胁胀满，口苦而干，或头痛失眠等症。

药浴方法：足浴法。将药物加水2000ml煎汤，煎成浓汁约500ml备用。每天睡前取70ml，用沸水冲溶，调温后浴足，每天1次，每次30分钟，7天为1个疗程。

> **注意事项** 水温不宜过高，以40℃为宜。

补益心脾方 《济生方》

组　　成：党参160g，当归200g，丹参120g，郁金100g，木香20g。

功效主治：补血安神，清心解郁，益气健脾。适用于心脾两虚导致多思善疑，头晕神疲，心悸胆怯，失眠健忘，纳差等症。

药浴方法：足浴法。将药物共研成细末备用。每天睡前取70g药末入桶，用2000ml沸水冲溶，静置10分钟后调温浴足，每天1次，每次30分钟，6天为1个疗程。

注意事项 足浴后适度饮水300ml；防止足部受凉。

桂枝龙骨牡蛎汤 《金匮要略》

组　　成：桂枝、磁石、五加皮各20g，生白芍、石菖蒲各18g，炙甘草9g，生龙骨、生牡蛎各15g。

功效主治：养心安神，交通心肾。适用于心肾不交出现情绪不宁，健忘，失眠多梦，五心烦热等症。

药浴方法：擦浴法。将磁石粉碎，放入锅内煎煮30分钟。再加入其余中药再煎30分钟，滤出药液稍冷，用毛巾蘸药液擦洗足心、前额及太阳穴。每晚1次，每次20分钟，10天为1个疗程。

注意事项 用力适度，防止烫伤。

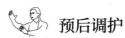

预后调护

❶ 理智对待各种情况，避免忧思郁怒，防止情志因素加重病情。

❷ 医务人员应深入了解病史，用诚恳、关怀、理解、耐心的态度对待患者，取得患者的充分信任，在郁证的治疗及护理中具有重要作用。

❸ 对郁证患者，应做好心理治疗的工作，使患者能正确认识和对待疾病，增强治愈疾病的信心，并解除情志致病的原因，以促进郁证的完全治愈。

第十三节　痹证

痹证是由于风、寒、湿、热等邪气闭阻经络，影响气血运行，导致肢体筋骨、关节、肌肉等处发生疼痛、重着、酸楚、麻木，或关节屈伸不利、僵硬、肿大、变形等症状的一种疾病。

痹证的发生与体质因素、气候条件、生活环境及饮食等有密切关系。正虚卫外不固是痹证发生的内在基础，感受外邪是痹证发生的外在条件。邪气痹阻经脉为其病机根本，病变多累及肢体筋骨、肌肉、关节，甚则影响脏腑。

临床表现

主要表现为肢体关节、肌肉疼痛，屈伸不利，或疼痛游走不定，甚则关节剧痛、肿大，僵硬、变形。临床痹痛游走不定者为行痹，属风邪盛；痛势较甚，痛有定处，遇寒加重者为痛痹，属寒邪盛；关节酸痛、重着，漫肿者为着痹，属湿邪盛；关节肿胀，肌肤焮红，灼热疼痛为热痹，属热邪盛；关节疼痛日久，肿胀局限，或见皮下结节者为痰；关节肿胀，僵硬，疼痛不移，肌肤紫暗或瘀斑等为瘀。一般说来，痹证新发，风、寒、湿、热、痰、瘀之邪明显者为实；痹证日久，耗伤气血，损及脏腑，肝肾不足为虚；病程缠绵，日久不愈，常为痰瘀互结，肝肾亏虚之虚实夹杂证。

内服方药

根据痹症的病因和发展过程，风寒湿痹选用蠲痹汤作为基本方剂；风湿热痹可用白虎加桂枝汤合宣痹汤加减；痰瘀痹阻证用双合汤加减；痹症日久肝肾两虚证可用补血荣筋丸加减。

♨ 药浴治疗

行痹方 《太平惠民和剂局方》

组　　成： 豨莶草30g，紫花地丁、桂枝、木防己、桑树根皮、防风、苍术各20g，生川芎、生草乌、生南星、红花、全虫、丝瓜络各10g，麻黄15g，细辛15g，白酒100ml。

功效主治： 祛风除湿，舒筋活血，散寒通络。适用于痹症见于肢体关节疼痛，疼痛呈游走性。

药浴方法： 熏洗法、足浴法。将药物加水3000ml煎煮30分钟，去渣取汁，兑入白酒后文火再煎，煮沸20分钟后趁热熏洗患处，待药温降至45℃左右浴足，每天2次，每次30分钟，药冷再热，20天为1个疗程。

痛痹方 《金匮要略》

组　　成： 制川乌30g，制草乌30g，细辛10g，麻黄15g，当归20g。

功效主治： 散寒止痛，祛风除湿。主治下肢风寒湿痹，对寒邪偏盛，疼痛严重者尤为适宜。

药浴方法： 将药物置锅内，加水2000ml，煮30~40分钟。去渣取汁，取药汁趁热熏洗患处，并用毛巾蘸药汁热敷之。水温降至45℃，倒入足浴盆，泡足30分钟，每晚1次，重症患者早晚各1次，20天为1个疗程。

> **注意事项** 防止受风寒。

着痹方 《类证治裁》

组　　成： 秦艽、防己、独活、豨莶草、木瓜各10g，生薏苡仁、青风藤各30g，细辛5g。

功效主治： 除湿通络，祛风散寒。

药浴方法：熏熨法。将药物共研粗末，一并装入布袋内。先以清水浸泡1小时左右，再用文火煎煮30分钟以上。趁热先熏后洗，继用药袋热熨患处。外洗时将患处浸入药液内，要略加活动，幅度可逐渐加大，以利血液运行。每次熏浴热熨半小时以上，每天1次，20天为1个疗程。

热痹方 《新编经验方》

组　　成：桑枝500g，海桐皮、忍冬藤、鸡血藤各60g，豨莶草100g，海风藤、络石藤各200g。

功效主治：清热除痹，通经活络。主治风湿热痹导致关节疼痛，可涉及一个或多个关节，活动不便，局部灼热红肿，得冷则舒。

药浴方法：局部洗浴法。诸药共研细末，以纱布包好，加水3000ml，煎煮30分钟，过滤去渣，可用消毒毛巾蘸药液擦拭患处，并趁热洗浴患处。每天1次，每次约30分钟，20天为1个疗程。

注意事项 防止受寒。

关节痹痛方 经验方

组　　成：葛根、桂枝、黄柏各20g，独活50g，络石藤、伸筋草、豨莶草、海桐皮、鸡血藤、知母各60g，生川乌、钩藤、乳没、威灵仙、白芥子、赤芍、虎杖、土茯苓、三棱、莪术各30g，蜈蚣2条。

功效主治：清热止痛，活血通络。主治类风湿性关节炎引起的关节疼痛变形。

药浴方法：熏洗、热敷法。加水适量煎煮3次，取药液2000ml，熏洗、热敷患处，每天1次，每次30分钟。一剂药用50天，30天为1个疗程。

注意事项 煎煮时间超过40分钟；药液温度不宜过高，防止烫伤；皮肤破损部位慎用。

预后调护

❶ 应注意防风，防寒，防潮，避免居暑湿之地。久居湿地者，应注意保暖，免受风寒湿邪侵袭。

❷ 劳作运动汗出肌疏之时，切勿当风贪凉，乘热浴冷。内衣汗湿应及时更换。

❸ 注意生活调摄，加强体育锻炼，增强体质，保持乐观心境和摄入富于营养、易于消化的饮食，有利于疾病的康复。

❹ 痹证初发，应积极治疗，防止病邪传变。病邪入脏，病情较重者应卧床休息。行走不便者，应防止跌仆，以免发生骨折。长期卧床者，既要保持患者肢体的功能位，有利于关节功能恢复，还要经常变换体位，防止褥疮发生。

❺ 痹证常缠绵难愈，需长期治疗，可将药物做成膏剂、丸剂等，便于患者长期服药。除内服药物治疗外，可配合针灸、推拿、膏药外敷。

第十四节　消渴

消渴是以多饮、多食、多尿、乏力、消瘦，或尿有甜味为主要临床表现的一种疾病。消渴病的病因比较复杂，禀赋不足、饮食失节，情志失调，劳欲过度等原因均可导致消渴。消渴病变的脏腑主要在肺、胃、肾，其病机主要在于阴津亏损，燥热偏胜，而以阴虚为本，燥热为标，两者互为因果。

根据消渴病的临床特征，其主要和西医的糖尿病相似。此外如尿崩症，因具有多尿、烦渴的临床特点，与消渴病亦有某些相似之处，可参考本节辨证论治。

临床表现

口渴多饮、多食易饥、尿频量多、形体消瘦或尿有甜味等具有特征性的临床症状，是诊断消渴病的主要依据。有的患者初起时"三多一少"症状不著，但若于中年之后发病，且嗜食膏粱厚味、醇酒炙煿，以及病久并发眩晕、肺痨、胸痹心痛、中风、雀目、疮痈等病证者，应考虑消渴的可能。由于本病的发生与禀赋不足有较为密切的关系，故消渴病的家族史可供诊断参考。

🎁 内服方药

消渴病根据不同辨证可分为上消、中消、下消。上消用消渴方加减；中消用玉女煎或七味白术散加减；下消用六味地黄汤或金匮肾气丸加减治疗。

〰️ 药浴治疗

四藤一仙汤加味	祝谌予方

组　　成：鸡血藤30g，钩藤、络石藤、海风藤各15g，威灵仙10~15g，透骨草15g，桂枝20g，红花10g。

功效主治：疏通经络，养血活血，解经止痛。主治糖尿病足早期下肢疼痛跛行者，或手足麻木、疼痛、感觉减退等。

药浴方法：足浴法。将上药加水2000ml，煎煮30分钟，取汁倒入盆中，温度适宜时，将手足放入浸泡30分钟，足浴时药液可浸至膝关节，每天早晚各1次，15天为1个疗程。

> **注意事项** 药液温度不宜过高，以40℃为宜。皮肤有溃破者禁止洗浴。

祛痛外洗方	经验方

组　　成：牡丹皮20g，蒲公英60g，黄柏20g，苦参15g，生地20g，白芷15g，生理盐水适量。

功效主治：活血消肿，化浊通络。主治糖尿病足表面有溃疡或溃疡已愈合（糖尿病足1级）。

药浴方法：包括足浴法和湿敷法两种。将药液煎成2000ml，分两次，每次用1000ml，药液不重复使用。①熏洗法：浸洗患足及下肢20分钟。水温下降时，可随时加温，使药液保持温度。每天2次。根据病情需要，药汤可浸到踝关节或膝关节以上部位。②湿敷法：适用于有开放性伤口需要避开伤口者。用消毒纱布7~8层或干净软布数层蘸药汤，趁热摊敷在患处，注意不要烫伤，另用一块消毒纱布不断地蘸药汤淋渍患处，持续淋渍20分钟。15天为1个疗程。两种方法可结合使用。

> **注意事项**　药液温度以40℃为宜；足浴法、湿敷法需避开溃疡处。

苦参汤　　　　　　　　　　　　　　　　　　　　　《疡科心得集》

组　　成：苦参、蛇床子、白鲜皮、枯矾、金银花、土茯苓各30g，川椒、苍术、黄柏、花粉、防风各15g，紫草、苏叶各10g。

功效主治：祛风止痒。适用于糖尿病性外阴瘙痒。

药浴方法：局部熏洗法、足浴法。将诸药加水3000ml，浸泡30分钟后，水煎30分钟取汁，放入浴盆趁热熏洗会阴部，待温度适宜时足浴，每日2次。每次40分钟，10天为1个疗程。

> **注意事项**　防止烫伤。

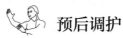 **预后调护**

❶ 本病除药物治疗外，应注意生活调摄，节制饮食，适度运动。

❷ 在保证身体合理需要的情况下，应限制淀粉、油脂的摄入，忌食糖类，饮食宜以适量米、麦、杂粮，配以蔬菜、豆类、瘦肉、鸡蛋等，定时定量进餐。戒烟酒、浓茶及咖啡等。

❸ 保持情志平和，制定并实施有规律的生活起居制度。

❹ 药浴过程中要注意防止烫伤，以免引起感染，加重病情。

第八章 外科疾病的药浴调治

第一节 疖疮

疖是发生于肌肤浅表部位，范围较小的急性化脓性疾病，可根据病因证候的不同，将其分为蝼蛄疖、疖病、有头疖、无头疖等。

本病常见于夏、秋季。若反复发作而又多发者称为疖病。中医学根据发病的季节、病因、形态的不同，又分为暑疖、蝼蛄疖等。疖病发于颈后发际部的称为发际疮，发于臀部的称为坐板疮。因头面为诸阳之首，具有丰富的血管网，故发生在面部和鼻唇部的疖，发病急骤，病情较重，容易"走黄"（引起颅内感染或脓毒败血症等）。中医学称此为"面疔"，因其部位不同，又有眉心疔、颧疔，人中疔、锁口疔，唇疔等。

疖疮属于皮脂腺或皮肤毛囊的急性化脓性炎症，是常见的外科疾病。好发于夏季，多个部位均可发生。其中头面、背及腋下最为多见。以色红、疼痛、灼热、突起、肿势局限、脓出即愈为特征。外感热毒，热毒不得外泄，阻于肌肤或湿热内蕴为其主要病因病机。

临床表现

有头疖：红色结块，范围约3cm大小，灼热疼痛，突起根浅，中心有一脓头，出脓即愈。无头疖：红色结块，范围约3cm左右，没有脓头，表面灼热，触之疼痛，2～3天化脓，溃后多迅速愈合。蝼蛄疖：多发于儿童头部；临床常见坚硬型和多发型两种证型。疖病：好发于项后发际、背部、臀部；几个到几十个，反复发作，缠绵不愈；患消渴病、习惯性便秘或营养不良者易患本病。

🎁 内服方药

热毒蕴结证采用五味消毒饮或黄连解毒汤加减治疗；暑热浸淫证采用清暑汤加减治疗；体虚毒恋证属阴虚内热者，采用仙方活命饮合增液汤加减治疗；脾胃虚弱者，采用五神汤合参苓白术散加减治疗。

♨ 药浴治疗

热毒蕴结方 《常见病简明药浴疗法》

组　　成： 金银花、苦参、黄柏、紫花地丁、蒲公英、大风子各30g，连翘、牡丹皮、泽兰各24g，大黄、黑豆各15g，荆芥、防风、白鲜皮、杏仁、甘草各9g。

功效主治： 清热凉血，祛湿解毒。治疗热毒蕴结的疮疖，轻者可见一两个疖肿，多则全身散发，伴发热，溲赤等。

药浴方法： 采用全身擦拭法。将上述药物共研成末，用纱布包扎好，加水2000ml，煎煮30分钟后，滤出药液，趁热熏蒸，温热后浸洗患处。每次20～30分钟，每日两次。

> **注意事项** 勿用手抓瘙痒患处。

暑热浸淫方 《常见病简明药浴疗法》

组　　成： 甲紫溶液（龙胆紫溶液）100ml，天花粉、滑石各20g，冰片3g。

功效主治： 清热利湿，收敛止痒。治疗暑热浸淫的疮疖，局部皮肤灼热疼痛，红肿结块等。

药浴方法： 采用搽涂疮面法。将天花粉与冰片共研细末，筛后与滑石粉一起放于甲紫溶液（龙胆紫溶液）中，搅拌均匀即可使用。取棉签蘸药水搽涂疱疮面，每天3～4次，10天为1个疗程。

> **注意事项** 忌食刺激性食物。

预后调护

❶ 注意个人卫生，勤洗澡，勤换衣服。

❷ 饮食应注意清淡为主，多吃新鲜水果和蔬菜，少食辛辣刺激食物，忌食鱼腥食物。

❸ 夏季预防痱子发生。

❹ 体虚者积极锻炼身体，增强体质；消渴患者应积极治疗。

第二节　疔疮

疔，又称为疔疮，其发病迅速，易于变化并且危险性较大，是一种急性化脓性疾病。常发于颜面和手足等处。以疮形小，根脚深，坚硬如钉，病情变化迅速，病势较剧，毒邪易于走散为临床特点。如果处理不当，颜面部的疔疮，易走黄而发生危险；手足部的疔疮，则可损筋伤骨而影响功能。本病相当于西医的气性坏疽、疖、急性淋巴管炎及皮肤炭疽等。疔的名称众多，涵盖范围广，根据其发病部位和性质的不同，可以将其分为颜面部疔疮、手足部疔疮、烂疔、红丝疔、疫疔等。

临床表现

颜面疔、手足疔和红丝疔的全身症状相类似，仅程度轻重不同，轻者可无明显表现，重者可有恶寒发热、头痛纳呆、便干尿赤、苔黄或腻、脉弦滑数等表现；若见壮热烦躁、神昏谵语等，则为走黄之征。三者的局部症状则有不同：①颜面疔。依具体病位而名称各异，如颧疔、鼻疔、唇疔、人中疔等等，但病因证治相仿。初在颜面某处有一粟粒样脓头，或痒或麻，渐红肿热痛，肿块虽只3~6cm左右，但多根深坚硬、形如丁钉；中期肿块增大而痛剧，脓头破溃；后期肿势局限，顶高根软溃脓，脓栓（疔根）随脓外出，症减渐愈。②手足疔。依具体病位而名目繁多，主要包括蛇眼疔、蛇肚疔、托盘疔、足底疔等。蛇眼疔生于指甲两旁，形如蛇眼。初起指甲一侧边缘近端处有轻微红肿痛，渐成脓，继或致指甲周围炎、甲下脓肿，造成指甲溃空或有胬肉突出。蛇头疔发于手指末端，肿块形如蛇头。初期指端麻痒，继而刺痛，焮红肿胀，肿势渐甚；中期手指末端呈蛇头状肿胀、触痛明显，酿脓时剧烈跳痛；后期一般脓出黄稠，渐肿退痛止而愈；若溃脓迟缓且溃后脓水臭秽、经久不尽、余肿不消，多为损骨，必待死骨取出后方愈。蛇肚疔生于指腹部。整个患指红肿呈圆柱状，形似小红萝卜，伸指则剧痛；约7~10天成脓，因指腹皮肤坚厚，故脓难自溃；溃后脓出黄稠，症减而愈；若损伤筋脉，则愈合缓慢，并影响手部活动功能。托盘疔生于手掌心。整个手掌脓肿高突，手背肿势常更明显，痛剧；约两周成脓，因手掌皮肤坚韧，脓不易透出，很可能向周围蔓延而损伤筋骨或并发走黄。足底疔，初起足底痛、按之坚硬；3~5天有搏动性疼痛，修去老皮可见白头，重者肿延足背、痛连小腿；溃后脓出黄稠，肿消痛止渐愈。③红丝疔。起先多有手足疔或皮破染毒病灶，继则于前臂或小腿内侧有一条红丝迅速向躯干方向走窜；轻者红丝较细，1~2天可愈；重者红丝较粗，有的可结块，一处未愈，他处又起，或二三处相互串连；若化脓则结块肿痛，溃后一般收口较易，若二三处串连贯通则收口较慢。

🎁 内服方药

热毒蕴结证采用五味消毒饮合黄连解毒汤加减治疗，火毒炽盛证采用犀角地黄汤合黄连解毒汤加减治疗，湿热下注证采用五神汤合萆薢渗湿汤加减治疗。

〰 药浴治疗

清热解毒方　　　　　　　　　　《中医简易外治法（修订本）》

组　　成： 赤小豆120g，大黄30g。

功效主治： 清热解毒。治疗热毒蕴结的疔疮。

药浴方法： 采用淋洗疗法。将药物放入砂锅内，加入凉水300ml，煎沸去渣，趁热将药水装在带细眼的新喷壶内，不断淋洗患处，下接搪瓷盆，如果药水已凉，加热后再倒入小喷壶内，再继续淋洗1遍。每天淋洗2次，每剂药用2天。

注意事项 *初起忌挑脓及切开，以免毒邪走散。治疗湿热下注的疔疮。*

预后调护

疔疮初起，注意切忌挤压、挑刺，并且患病局部不宜贴敷拔罐，红肿发硬时不可手术切开，以防感染。若已经成脓，应予外科处理，病情凶险者，须积极抢救。饮食应清淡，忌膏粱厚味、辛辣及鱼腥食物。

第三节 痈疽

痈疽属于毒疮，多而广的称为痈，深的称为疽，相当于西医学的皮脂腺和皮肤毛囊受细菌感染所致的化脓性炎症，是中医外科常见病和多发病之一。痈是由于感染毒邪，气血壅塞不通所引起的局部化脓性疾病。发病迅速，易脓，易溃，易敛。初起局部光软无头，很快结块，表皮焮红肿胀、疼痛，逐渐扩大高肿而硬，触之灼热。疽是为毒邪阻滞而致的化脓性疾病。其特征是初起如栗，不发热胀痛，易向四周扩大。溃烂之后，状如蜂窝，发于肌肉之间，凡皮肤厚而坚韧的地方都可发生，但多发于项后及背部。

临床表现

痈的临床表现主要按初期、成脓、溃后三期来辨。初期为未成脓，表现为患部突然肿胀、很快结块、焮热疼痛，位置深的皮色不变，位浅的皮肤焮红，逐渐增大高肿，全身可伴恶寒发热等表热证。成脓期约在7日左右，脓成时局部为肿块局限、高突，痛如鸡啄，按之中软应指。溃后期，多数为脓出后肿消痛减热退，逐渐伤口愈合。若疮口过小，脓引不畅则肿硬不消，脓水稀薄，久不收口。

内服方药

痈疽初期采用仙方活命饮加减治疗，中期采用透脓散加减治疗，溃后采用四物汤，四君子汤或八珍汤加减治疗，上部之痈采用牛蒡解肌汤及银翘散，中部之痈采用柴胡清肝汤治疗，下部之痈采用五神汤或萆薢化毒汤治疗。

药浴治疗

解毒消肿方 　　　　　　　　　　　　　　　《常见病症家庭药浴疗法》

组　　成：四季葱200g。

功效主治：解毒消肿，祛腐生肌。主治痈疽溃烂。

药浴方法：采用冲洗法。先将四季葱洗净，切碎，放入陶罐内，加水1000ml，盖紧。煮沸10分钟，待药液温时过滤，储存备用。使用时，取药水适量，压入冲洗壶内，隔开水烫微温，冲洗患处。每日早、晚各1次。洗后，撒以细粒白糖覆盖疮口。

> **注意事项** 如肿块脓成难溃者，可配合使用外贴膏药，或作"十"字切开后，再行淋洗、湿敷。冬天使用时须注意保暖。

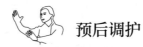 **预后调护**

❶ 积极治疗原发疾病。

❷ 饮食宜清淡、柔软，忌食辛辣、炙煿之品。

❸ 多饮水，保持大小便通畅。

第四节　脱疽

脱疽是一种发于四肢末端，严重时趾（指）节坏疽脱落的周围血管性疾病，又可称脱骨疽。其好发于四肢末端，以下肢最为多见，初起患肢末端发凉、苍白、怕冷、麻木，可伴间歇性跛行，继则疼痛剧烈，日久患趾（指）坏死变黑。相当于西医的血栓闭塞性脉管炎、动脉硬化性闭塞症和糖尿病足。

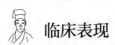 **临床表现**

发病年龄多在25～45岁之间。好发部位是四肢末端，尤以下肢更易患病，

常先一侧下肢发病，继而累及对侧，少数患者可累及上肢。寒湿地区发病率较高，并好发于寒冷季节。吸烟者发病率明显高于不吸烟者。男性多于女性。根据疾病过程和特点，临床分为三期：一期表现（局部缺血期）：患肢发凉、怕冷、麻木不适和轻度疼痛，间歇性跛行。冬季症状加重。有的患者（约40%）足部和小腿反复发作游走性血栓性浅静脉炎。患肢足背动脉和胫后动脉搏动减弱或消失。肢体位置试验或泛红试验阳性。二期表现（营养障碍期）：一期症状加重，跛行距离明显缩短，并出现静息痛，夜间疼痛剧烈，患者常抱足而坐，终夜难眠。出现营养障碍征（皮肤弹性消失、汗毛减少或脱失、趾甲肥厚生长缓慢、肌肉萎缩），严重者可出现缺血性神经炎，肢端有触电样或针刺样疼痛以及感觉障碍。肢端皮肤呈潮红、紫红或青紫色。患肢动脉搏动消失。三期表现（坏死或坏疽期）：二期表现进一步加重，由于缺血严重，肢端出现干性或湿性坏疽。常先从大或小趾开始，向上蔓延，延及各趾及足背，甚至超过踝关节。坏疽组织脱落则产生溃疡。然后再发生新的坏疽，互为因果。合并感染时，则红肿明显，流脓味臭，剧烈疼痛。感染严重者，可出现大面积湿性坏疽，伴有高热、剧痛、贫血、衰竭等全身毒血症表现。

根据肢体坏死的范围，将坏疽分为3级：一级坏疽局限于足趾或手指部位；二级坏疽局限于足趾部位；三级坏疽发展至踝关节及其上方。

🎁 内服方药

寒湿阻络证采用阳和汤加减治疗，血脉瘀阻证采用桃红四物汤加减治疗，湿热毒盛证采用四妙勇安汤加减治疗，热毒伤阴证采用顾步汤加减治疗，气血两虚证采用八珍汤或十全大补汤加减治疗。

♨ 药浴治疗

寒湿阻络方	《中药泡浴方剂精选》

组　　成：川椒、川乌各10g，艾叶、透骨草、当归、桑枝各30g，桂枝、防风、红花各15g，槐枝10节，蒜瓣适量。

功效主治：温经散寒，活血祛风。主治血栓闭塞性脉管炎属于寒凝脉痹者。

药浴方法：采用擦洗法。将上述药物加水2000ml，水煎取汁1000ml，滤取
药液。以消毒棉球蘸液擦洗患处。每次30分钟，每日两次。

> **注意事项** 忌食刺激性食物。

血脉瘀阻方 《常见内科病中医外治法》

组　　成：活地龙10条。

功效主治：化瘀止痛。主治血栓闭塞性脉管炎属于血脉瘀阻者。

药浴方法：采用擦涂法。将活地龙用水洗净后置于杯中，加白糖60g，搅
拌，放置24小时后，制成黄色地龙浸出液备用。用时以棉签蘸地
龙液搽于发黑的皮损表面，每日5～6次，10日为1个疗程。

> **注意事项** 防止烫伤。

湿热毒盛方 《顾伯华论外科》

组　　成：芙蓉叶60g，黄柏、大黄、赤芍药、防风、竹叶细辛、玄明粉各
30g，蝉蜕15g。

功效主治：清热解毒，祛风燥湿，消肿止痛。主治血栓闭塞性脉管炎中期，
由青紫转为暗红、肿痛加重如针刺、肢端灼热，甚则如汤泼火
燎者。

药浴方法：采用熏洗法。将上述药物加清水适量，煮沸10～15分钟，将药液
倒入盆内，趁热熏洗患处，待温时再浸洗之。每次熏洗30分钟，
每日两次。

> **注意事项** 肢体在干性坏疽或肢体坏疽处于发展阶段，以及伤口尚未稳定
> 者勿用此方。

热毒伤阴方　　　　　　　　　　　　　　　　　　　　《千家妙方》

组　　成：白花蛇舌草、紫花地丁、桂枝各30g，鸡血藤60g，七叶莲30g，
　　　　　　松鳞根、筋基根各60g。

功效主治：清热解毒，活血通络。主治血栓闭塞性脉管炎。

药浴方法：采用熏洗法。将上述药物加清水适量，煮沸，将药液倒入盆
　　　　　　内，趁热熏洗患处，待温时再浸洗之。每次熏洗30分钟，每日
　　　　　　两次。

注意事项 熏洗后注意避风保暖，伤口尚未稳定者勿用此方。

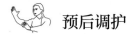

预后调护

❶ 严格戒烟，少食辛辣食物及醇酒。

❷ 避免寒冻，注意保暖；鞋袜宜宽大舒适，减轻摩擦，避免外伤；注意卫生，
每天用温水泡洗双足，切忌热水烫脚或热敷。

❸ 加强患侧肢体的运动锻炼可以有效促进患肢侧支循环形成。其方法是：嘱
患者仰卧，下肢抬高至45°～60°，保持20～30分钟，然后将两足下垂床沿
4～5分钟，同时两足及足趾向上、下、内、外等方向运动10次，再将下肢平
放4～5分钟，每天运动3次。

第五节　丹毒

　　丹毒是指患部皮肤突然发红成片、色如涂丹的一种急性感染性疾病。本病发
无定处，根据其发病部位，病名也不同，发于躯干者，称为内发丹毒；发于头面
者，称为抱头火丹；发于小腿足部，称为流火；新生儿多发于臀部，称为赤游丹
毒。西医也称本病为丹毒。其发病特点为起病突然，局部皮肤忽然变赤，色如丹
涂脂染，焮热肿胀，边界清楚，迅速扩大，数日内可逐渐痊愈，但易复发并伴有
全身恶寒发热的特点。

临床表现

本病发病急骤，开始即有明显的全身症状。皮肤出现鲜红色片状红疹，略隆起，中央较淡，边界清楚。局部出现烧灼样疼痛，红肿范围扩散较快，中央红色可转为棕黄色，红肿区可出现水泡，可伴有周围淋巴结肿大、触痛，感染加重可出现全身脓毒症。多发生于下肢，其次为头面部。发病前多有皮肤、黏膜破损或脚癣等病史。新生儿丹毒，常为游走性。发病急骤，开始即有恶寒，高热，头痛，周身不适等症状。继则局部皮肤见片状红斑，迅速蔓延成大片，如涂丹之状，略高出皮肤，压之皮肤红色消退，去除压力后重复出现红色，与正常有明显分界，局部皮肤肿胀，表面紧张光亮，摸之灼手，触痛明显。病情严重者，红斑处可伴发紫癜、瘀点、瘀斑、水疱，偶有化脓或皮肤坏死。病变附近有淋巴结肿大疼痛。

内服方药

风热毒蕴证采用普济消毒饮加减治疗，肝胆湿火证采用柴胡清肝汤加减治疗，湿热毒蕴证采用五神汤合萆薢渗湿汤加减治疗，胎火蕴毒证采用犀角地黄汤合黄连解毒汤加减治疗。

药浴治疗

风热毒蕴方	《皮肤病性病中医洗渍疗法》

组　成： 防风、荆芥穗、黄柏、苦参各30g，蚤休、大青叶各20g。

功效主治： 清热泻火，祛风利湿解毒。主治下肢丹毒。

药浴方法： 采用擦洗法。上药加清水1000ml，煮沸5分钟，将药液倒入盆内，待温时用毛巾蘸药水擦洗患处。每日早晚各1次。每次洗15～30分钟。

注意事项 防止受风寒。治疗期间忌烟酒、生冷、辛辣之物。

肝脾湿火方　　　　　　　　　　　　　　　《家庭养生浴》

组　　成：苍术、黄柏各20g，板蓝根50g。

功效主治：清热燥湿解毒。主治下肢丹毒。

药浴方法：采用擦洗法。将上述药物加水2000ml，水煎取汁1000ml，滤取药液。以消毒棉球蘸液擦洗患处。每次20分钟，每日3次。

> **注意事项** 擦洗后应注意保暖。

湿热毒蕴方　　　　　　　　　　　　　　　《家庭养生浴》

组　　成：黄连30g，黄芩、黄柏、大黄各90g。

功效主治：清热解毒，燥湿消肿。主治丹毒，症见颜面或下肢突发焮红肿痛，迅速扩展，在红斑上可有浆液性水疱，红肿边缘稍凸起，与正常皮肤有明显的界限者。

药浴方法：采用湿敷法或清洗法。将上述药物加水1000ml，煮沸浓缩至500ml，凉后湿敷和清洗患处。每次30分钟，每日两次。

> **注意事项** 忌食刺激性食物。

胎火蕴毒方　　　　　　　　　　　　　　　《家庭养生浴》

组　　成：升麻60g，漏芦、黄芩各90g，栀子30g，芒硝50g。

功效主治：清热凉血，解毒消肿。主治丹毒，症见颜面或下肢突然红肿、疼痛、触之灼热，伴高热、寒战等全身症状者。

药浴方法：采用温洗法。将前4味药研为粗末，每次取药末15g，以水1000ml，煎煮至600ml，去渣后加入芒硝5g，搅匀，以纱布蘸药液温洗患处。每次洗浴20分钟，每日两次。

> **注意事项** 应及时治疗，避免耽误病情。

预后调护

❶ 患者应卧床休息，多饮水，床边隔离。

❷ 下肢丹毒患者应抬高患肢30°～40°。

❸ 有肌肤破损者，应及时治疗，以免感染毒邪而发病。因脚湿气导致下肢复发性丹毒患者，应彻底治愈脚湿气，可减少复发。

❹ 多走、多站及劳累后容易复发，应加以注意。

❺ 如伴有高热、烦渴、神志异常等症状者，应配合全身抗生素及对症治疗。

第六节　臁疮

臁疮是指发生在小腿下部的慢性疾病，俗称"老烂脚"，又称裤口毒、裙边疮，相当于西医的小腿慢性溃疡。其特点是：溃疡发生前患部长期皮肤瘀斑，瘙痒，皮肤增厚；溃疡发生后经久不愈，或愈合后因损伤而复发。中医认为臁疮一证，临床多见，应及时治疗。长期不愈之因为多虚多瘀。其以气血亏虚为本，脉络瘀阻不通为标。临证必须标本兼治，大补气血，祛瘀通络。正确辨证施治，才能收效满意。

临床表现

好发于长期站立工作，并伴有静脉曲张者，以中老年多见。好发于小腿下1/3处，踝骨上9cm左右的内外侧，内侧发病多于外侧。初期患者因长期站立及下肢浅静脉曲张而出现小腿下段肿胀，内、外踝上方皮肤出现红褐色或青紫色瘀斑，皮色趋近淡青色。皮肤出现脱屑、粗糙、色素沉着，趋近苔藓样变，局部可有轻度瘙痒感。中期苔藓样变的皮肤逐渐出现裂隙，可伴有渗出和结痂，患部若遇损伤易发生溃破、糜烂、渗出，如果合并感染，溃疡面可出现脓液、组织坏死，周围皮肤红肿，坏死与溃疡扩大到一定程度，溃疡边界逐渐稳定，并局限在固定大小，周围红肿可消退，并伴有色素沉着及皮肤营养障碍等表现。溃疡面初期坏死组织及脓液不断增多，有恶臭味，伴有疼痛，待坏死组织脱落，脓性分泌物可减少，出现浆液性分泌物，溃疡面可呈灰白色，淡红色，或鲜红色。溃疡深度可在皮下组织层或深至胫骨骨膜外层。后期若溃疡周围皮肤黑褐、粗糙、色素沉着逐步改善，溃疡面干净，出现鲜红色，溃疡可渐愈合形成瘢痕。但周围皮肤干燥、粗糙、脱屑、色素沉着等，如遇损伤仍会复发。若疮面肉色灰暗，四周皮色黑褐，脓水稀薄，溃疡边缘如缸口者为难愈之兆。

内服方药

湿热下注证采用三妙散或萆薢渗湿汤加减治疗，脾虚湿盛证采用参苓白术散或三妙散加减治疗，气滞血瘀证采用补阳还五汤合桃红四物汤加减治疗。

药浴治疗

湿热下注方 《中华药浴全书》

组　　成：金银花、连翘、黄柏、苦参各9g，川椒6g，艾叶、冬青叶各30g，大葱3根。

功效主治：清热解毒，燥湿温经通络。主治慢性表浅软组织溃疡。

药浴方法：采用擦洗法。将上述药物加清水1000ml，煎30分钟，将药液倒入盆内，待温擦洗患处。每次20分钟，每日两次。

注意事项 治疗期间忌食辛辣发性食物。

气滞血瘀方 《养生祛病妙法》

组　　成：海桐皮、姜黄、汉防己、当归尾、红花、苍术、黄柏、晚蚕沙各12g。

功效主治：祛风除湿，活血通络。主治气滞血瘀型臁疮。

药浴方法：采用擦洗法。将上述药物加清水1000ml，煎煮30分钟，将药液倒入盆内，待温擦洗患处。每次20分钟，每日两次。

注意事项 治疗期间忌食辛辣发性食物，擦洗后应注意保暖。

预后调护

❶ 下肢静脉曲张者，宜用弹力绷带或弹力袜套缚腿，防止血瘀阻络加重。

❷ 患足宜抬高，减少走动，使肢体血流通畅，以加速疮口愈合。

❸ 疮口愈合后，宜常用弹力绷带缠缚或穿医用弹力袜保护，以免外来损伤，导致复发。

第七节　痔疮

痔（俗称痔疮）是一种发于肛门部位的常见疾病，任何年龄均可发病，但发病率随年龄增长而逐渐增高。痔是我国最常见的肛肠疾病。一般从人体的阴阳气血盛衰，脏腑经络的顺逆交错和内外病因的相互影响等方面去探讨。其病因主要归结于体内调节功能失常，解剖生理上的缺陷，加上各式各样的外在诱因如年龄、习惯、气候、饮食、先天禀赋、消化道疾病情况等，进而产生一系列的病理变化。

临床表现

便血：是内痔的最常见的症状之一，但并不是每次解大便时均有便血，大便干燥时多见，出血量不等，可为便后手纸带血、粪便带血，轻者点滴而出，严重者可出现射血。肛门潮湿和瘙痒：可随内痔的好转而消失。外痔一般无分泌物，只有当外痔发炎、皮肤溃破，炎性分泌物增多时，肛门才经常潮湿，但此种情况，常伴有肛门疼痛。脱出：是内痔的常见症状之一。内痔早期无脱出症状，只有在肛门镜检查时才能发现痔核的存在，或大便时由于腹部的压力增高和粪便向下的推力，使内痔脱出于肛门外。少则一处，多则呈一周脱出于肛门外。严重者行走、咳嗽、劳动用力时亦见痔核脱出于肛门外。疼痛：外痔位于齿线以下，由脊髓神经支配，属有痛区病变，一旦外痔发炎，肿胀，则出现明显疼痛。大便困难：解便与痔疮症状的发生、发展变化关系密切，由于患者畏惧排便时引起的肛门疼痛，常久忍大便。

🎁 内服方药

风热肠燥证采用凉血地黄汤加减治疗，脾虚气陷证采用补中益气汤加减治疗，湿热下注证采用脏连丸加减治疗，气滞血瘀证采用止痛如神汤加减治疗。

〰️ 药浴治疗

风热肠燥方   《中华药浴全书》

组　　成：金银花、红花、黄芩各30g，大黄、芒硝各60g。

功效主治：清热解毒、活血消肿。适用于外痔肿痛、内痔外脱及肛门水肿。
　　　　　一般用药2～3剂即愈，效甚佳。

药浴方法：采用熏洗法。上药加清水1000ml，浸泡10～15分钟，再煮沸25
　　　　　分钟，倒入盆内，趁热先熏后洗肛门，药液稍温不烫手时坐浴。
　　　　　每天2次，每日1剂。

注意事项 用此方熏蒸时，应使患部与药液之间保持适当距离，太近容易
烫伤皮肤，太远则不易达到效果，忌食辛辣腥发物。

湿热下注方   《常见病简明药浴疗法》

组　　成：黄柏、黄芩各15g，制川乌、制草乌各6g，防风10g，艾叶、马
　　　　　齿苋、透骨草各30g。

功效主治：清热除湿，解毒消肿。主治肛门炎症、痔疮等。

药浴方法：采用熏洗法。将上述药物加清水适量，煮沸，去渣取液，倒入盆
　　　　　内。趁热先熏后洗肛门，待药液温度降至37～40℃时，坐入盆内
　　　　　洗浴20～30分钟，每日两次。

注意事项 治疗期间应忌食辛辣腥发物，保持肛门部清洁。

预后调护

❶ 加强体育锻炼，避免久坐久站，坚持做提肛运动，早、晚各30次。

❷ 妇女妊娠期是要注意生理卫生，分娩时应注意会阴的保护。

❸ 注意饮食，多食蔬菜和水果，多饮水。

❹ 保持大便通畅，积极治疗便秘。养成每天定时大便的习惯，避免蹲厕过久。

❺ 凡是能引起腹压增加的疾病，均应及时治疗，如痢疾、腹泻等。

第八节 脱肛

直肠壁部分或全层向下移位，称为直肠脱垂。直肠壁部分下移，即直肠黏膜下移，称黏膜脱垂或不完全脱垂；直肠壁全层下移称完全脱垂。若下移的直肠壁在肛管直肠腔内称内脱垂；下移到肛门外称为外脱垂。脱肛除了与大肠有关外，还与肺、胃、脾、肾等脏腑有关。其病机不外虚实两端。虚者多因久痢、久泻，久咳以及妇女生育过多，体质虚弱，劳伤耗气，中气不足，以致气虚下陷，固摄失司，而致脱肛；或小儿先天不足，气血未旺，或年老体衰，或滥用苦寒攻伐药物，亦能导致真元不足，关门不固，而致脱肛。实者多与脾胃温热有关。

临床表现

脱出：这是肛门直肠脱垂的主要症状，早期排便时直肠黏膜脱出，便后自行复位；随着病情的发展，身体抵抗力逐渐减弱，日久失治，直肠全层或部分乙状结肠突出，甚至咳嗽、负重、行路、下蹲时也会脱出，而且不易复位，需要用手推回或卧床休息后，方能复位。出血：一般无出血症状，偶尔大便干燥时，擦伤黏膜有滴血，粪便带血或手纸拭擦时有血，但出血量较少。潮湿：部分患者由于肛门括约肌松弛，收缩无力，常有黏液自肛内溢出，以致有潮湿感。或因其脱出，没有及时复位，直肠黏膜充血、水肿或糜烂，黏液刺激肛周皮肤而引起瘙痒。坠胀：由于黏膜下脱，引起直肠或结肠套叠，压迫肛门部，产生坠胀，有的还感觉股部和腰骶部痠胀。嵌顿：大便时，肛门直肠脱出未能及时复位，时间稍长，局部静脉回流受阻，因而发炎肿胀，并导致嵌顿。这时，黏膜由红色逐渐变成暗红色，甚至出现表浅黏膜糜烂坏死，或脱垂肠段因肛门括约肌收缩而绞窄坏死。患者症状亦随之由局部反应发展到全身，出现体温上升，食欲减退，小便困难，大便干结，疼痛坠胀加剧，坐卧不安，甚者发生肠梗阻症状。

内服方药

脾虚气陷证采用补中益气汤加减治疗，湿热下注证可采用葛根芩连汤合升阳除湿汤加减治疗。

药浴治疗

脾虚气陷方　　　　　　　　　　　　　　　　　　《中药泡浴方剂精选》

组　　成：柴胡6g，黄芪60g，升麻、大枣、党参各30g，甘草9g，马齿苋50～70g。

功效主治：益气健脾、升阳固涩。适用于各种原因所致的脱肛。

药浴方法：采用坐浴法。上药加清水2000ml煎至1500ml，倒入脚盆内，趁热蹲坐熏肛门10～20分钟。待药温后再坐浴30分钟。每日2～3次，10天为1个疗程。若同时内服本汤剂50～100ml，效果更佳。

注意事项　用此方洗浴前，先做提肛运动3～5分钟，可提高疗效，还可配合补中益气、补气健脾等中药内服。

湿热下注方　　　　　　　　　　　　　　　　　　《常见病简明药浴疗法》

组　　成：石榴皮、生大黄、大乌梅各30g。

功效主治：清热利湿，收敛固脱。主治湿热下注型脱肛。

药浴方法： 采用坐浴法。将上药共放入陶土罐中，加清水1000ml，慢火煎熬成浓汁，再将药汁倒入盆中，嘱患者坐上熏之，待药汁稍温时，再倒入脚盆中坐浴，每日大便后用1次。药液用后须煮沸再用。每剂可连用2次。

> **注意事项** 用此方洗浴前，先做提肛运动3～5分钟，可提高疗效，还可配合清热解毒、清热燥湿等中药内服。

预后调护

❶ 患脱肛后，应及时治疗，防止发展到严重程度。

❷ 避免负重远行，积极治疗慢性腹泻、便秘、慢性咳嗽等，防止腹压过度增高。

❸ 妇女分娩和产后要充分休息，会阴裂伤要及时修补。

第九节 肛裂

肛裂是肛门从齿线到肛缘这段最窄的肛管组织表面裂开，反复不愈的一种疾病。肛门的前后正中是肛裂最常见的部位，其中以前正中为多。肛裂的发病率约占肛肠病的20%，女性居多，尤其是年轻女性。我国女性发病率约是男性的1.8倍，日本大肠肛门会志报告的结果是1.6倍。

临床表现

疼痛：是肛裂的最主要症状。疼痛的程度和持续的时间预示着肛裂的轻重。粪便刺激溃疡面的神经末梢，导致便后严重的烧灼样或刀割样疼痛，可放射到臀部、骶尾部、会阴部或大腿内侧。便血：以排便时滴血或便后纸上擦血为主，血色鲜红，不会像痔疮一样出现喷血，少有大出血。肛裂导致的便血也会呈周期性反复发作。便秘：很多肛裂患者伴有便秘症状，一些患者在患肛裂后因肛门疼痛恐惧排便，久而久之引起粪便更为干硬，产生便秘，便秘又可使肛裂加重，如此往复形成恶性循环。

🎁 内服方药

　　血热肠燥证采用凉血地黄汤合脾约麻仁丸加减治疗，气滞血瘀证采用六磨汤加减治疗，阴津亏虚证采用润肠汤加减治疗。

〽️ 药浴治疗

气滞血瘀方　　　　　　　　　　　　　　　　　《常见病简明药浴疗法》

组　　成：乳香、没药、红花、桃仁、丝瓜络、艾叶、椿根皮各15g。

功效主治：化瘀通络、收敛止血。适用于初期和二期慢性炎症肛裂而表现为疼痛、出血、溃疡形成或三期陈旧性肛裂手术后者。

药浴方法：采用坐浴法。将上药稍加粉碎后，用纱布包住，放脸盆内。加水适量浸泡后，煎煮30分钟，制成药液，每次坐浴30分钟，每日2次。

注意事项 坐浴时，药液温度以手背皮肤不感觉烫为宜。坐浴后应将患部擦干，再配合其他外用药物涂搽，可提高疗效。

血热肠燥方　　　　　　　　　　　　　　　　　　《家庭养生浴》

组　　成：鲜臭蒲根60g，乳香、没药各2g，冰片、樟脑各3g。

功效主治：解毒、消肿、止痛。适用于肛裂、血栓外痔。一般用药5～7天症状基本消失，效佳。

药浴方法：采用熏蒸法。先将臭蒲根捣成茸状，与其他药一并放入干净痰盂内。冲入适量开水溶化，趁热坐于痰盂上熏蒸患处，待微温时将药汁倒入盆内坐浴5～10分钟。每日熏浴2～3次，大便后加洗1次。

注意事项 在治疗中应经常保持大便通畅，若便秘时，可使用滑润肠道的纳肛药物，防止再损伤肛门。还应注意肛门的清洁，大便后宜用热水坐浴。如有潮湿、瘙痒等，也应同时治疗。

预后调护

❶ 应多吃蔬菜和水果，防止大便干燥。如有干硬粪便不要用力努责排出，应用温盐水灌肠或开塞露注入肛内润滑排便。

❷ 养成良好的排便习惯，及时治疗便秘。

❸ 扩肛和肛镜检查时忌粗猛用力，损伤肛管。

❹ 注意肛门清洁，避免感染。

第十节 荨麻疹

荨麻疹是一种以皮肤出现红色或苍白色风团，时隐时现为特征的瘙痒性、过敏性皮肤病，俗称"风疹块"。其临床特点是风团突然发生，发无定处，瘙痒剧烈，迅速消退，不留任何痕迹。相当中医的瘾疹。

临床表现

本病可发于任何年龄和季节。起病突然，可发于任何部位，表现为大小不等的红色或白色的风团，形态不一，可为圆形，类圆形或不规则形，可随搔抓而增多、增大，亦可相互融合成地图状或环形，边界清楚，一般迅速消退，不留任何痕迹，以后成批出现，时隐时现，皮肤划痕试验为阳性。其局部不痒或有轻微的痒感，或有麻胀感，水肿经2～3天消退，也有持续更长的时间者，消退后亦不留痕迹。自觉灼热、剧烈瘙痒。部分患者可出现怕冷、发热等症状。若侵犯消化道黏膜者，可伴有恶心、呕吐、腹痛、腹泻等症状。发于咽喉和支气管黏膜，可导致喉头水肿及呼吸困难，有明显气闷窒息感，甚至发生晕厥。

内服方药

风寒束表证采用麻黄桂枝各半汤加减治疗，风热犯表证采用消风散加减治疗，肠胃湿热证采用防风通圣散合茵陈蒿汤加减治疗，气血两虚证采用八珍汤，冲任不调证采用四物汤合二仙汤加减治疗。

🔥 药浴治疗

清热燥湿方   《皮肤病防治305问》

组　　成：蛇床子、大风子、地肤子、川黄柏各20g。

功效主治：清热燥湿、祛风止痒。主治荨麻疹。

药浴方法：采用熏洗法。将药加入适量茶水渣和淘米水，煎沸后过滤去渣取汁，将药液倒入干净盆内，趁热先熏后洗患处。每日早、晚各1次，10日为1个疗程。

注意事项 消除过敏因素，瘙痒时不能抓挠。

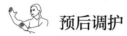 **预后调护**

❶ 禁用或禁食某些对机体过敏的药物或食物，避免接触致敏物品，积极防治某些肠道寄生虫病。

❷ 忌食鱼腥虾蟹、牛羊肉、葱、蒜，忌饮酒等。

❸ 注意气温变化，自我调摄寒温，加强体育锻炼。

第十一节　湿疹

　　湿疹是由多种内外因素所引起的一种瘙痒性皮肤病。其皮损为多形性，如斑丘疹、丘疱疹、糜烂、渗出、结痂、肥厚及苔藓样变等。本病可发于全身各处，反复发作，病程迁延，可发生于任何部位。一般分为头皮湿疹、耳部湿疹、口周湿疹、阴囊湿疹等。中医学文献中记载的"旋耳疮""肾囊风""绣球风""四弯风"等均属本病范畴。

👨‍⚕️ 临床表现

　　湿疹可发于任何年龄和季节，发病人群广泛。但其发于特定部位，如耳部湿疹、乳房湿疹、外阴湿疹、肛周湿疹等，也可全身泛发。湿疹不具有传染性，主要有五大症状特点：①迁延性。湿疹易反复发作，从一部位迁延到另一部位，症状不易消除。如果湿疹在急性期治疗不当，可转为慢性湿疹，若处理不当，又可导致其急性发作。②泛发性。湿疹可以发于全身任何部位。③渗出性。湿疹，顾名思义，可有渗出液，不流水不易诊断为湿疹。另外，当湿疹处于慢性期时，皮疹部位可能表现得比较干燥，但在急性发作的过程中，仍会有渗出液。④瘙痒性。其特点是持续性瘙痒，依靠分散注意力也无法解决，安静下来时，瘙痒会加剧，形成阵发性加剧、持续性瘙痒的状态。⑤多形性。湿疹表现出的皮疹是多形态的，可分为原发疹与继发疹。原发疹中有丘疹、水泡等，继发疹中有糜烂、渗出等，患者通常同时发生原发疹与继发疹。

🎁 内服方药

湿热蕴肤证采用龙胆泻肝汤合萆薢渗湿汤加减治疗，脾虚湿蕴证采用除湿胃苓汤或参苓白术散加减治疗，血虚风燥证采用当归饮子或四物消风饮加减治疗。

〰️ 药浴治疗

湿热蕴肤方   《常见病的验方及简易疗法》

组　　成： 苦参、黄芩、黄柏、苍术各15g。

功效主治： 祛湿、清热、解毒。主治湿热蕴结所致的湿疹。

药浴方法： 采用冲洗法或湿敷法。上药加清水1500ml，煎至600～700ml，过滤后备用。使用时，用洁净纱布浸药液洗患处，每次20分钟。洗后用浸有药液的纱布贴敷，外以纱布包扎。每日各1～2次。药液可装瓶保存，下次适当加温后继续使用。1剂药可用数日。

注意事项 药液充分接触皮损处，时间不宜太长，水温不宜太高。

脾虚湿蕴方 《药浴药酒疗病秘典》

组　　成：大风子、苦参各50g，蛇床子、浮萍各15g，苍耳子、百部、杠板归各30g。

功效主治：燥湿、杀虫、止痒。主治湿盛导致的湿疹。

药浴方法：采用熏洗法。将药加入清水2000～3000ml，煎沸15～20分钟，后过滤去渣取药液，倒入盆中，趁热熏洗患部。待药液变温时，再用与患部等大的纱布10～15层，浸透药液湿敷患部。至药液凉后，行坐浴。每日2～3次，4日为1个疗程，至痊愈为止。

注意事项　忌食辛辣刺激之物。

血虚风燥方 《常见病症家庭药浴疗法》

组　　成：五倍子、蛇床子各30g，紫草、土槿皮、白鲜皮、石榴皮各15g，黄柏、赤石脂各10g，甘草6g。

功效主治：凉血解毒，燥湿杀虫，祛风止痒。主治各种类型湿疹。

药浴方法：采用洗浴法。将药放入纱布袋中，扎紧袋口，放入锅中，加水5000ml煎至3000ml，取出纱布袋，将药液倒入浴盆中，趁热洗浴患处。每次半小时，每日早、晚各1次。

注意事项　避免烫伤。

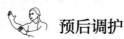 **预后调护**

❶ 急性湿疹忌用热水烫洗，忌用肥皂等刺激物洗患处。

❷ 避免搔抓，以防感染。

❸ 忌食辛辣、鱼虾、鸡、鹅、牛、羊肉等食物，亦应忌食香菜、韭菜、芹菜、姜、葱、蒜等辛香之品。

❹ 急性湿疹或慢性湿疹急性发作期间，应暂缓预防注射各种疫苗和接种牛痘。

第十二节 疥疮

疥疮是由于疥虫寄生在人体皮肤所引起的一种接触传染性皮肤病。以皮肤皱褶处隧道、丘疹、水疱、结节，夜间剧痒，可找到疥虫为临床特征。本病由接触传染所致。传染性很强，在家人或集体宿舍中常相互传染，集体发病。

临床表现

本病多发于皮肤细嫩、皱褶部位，常从手指缝开始，1～2周内可迅速广泛传布至上肢屈侧、肘窝、腋窝前、乳房下、下腹部、臀沟、外生殖器、大腿内上侧等处，偶尔侵犯其他部位，不侵犯头面部，但婴幼儿例外。皮损主要以红色丘疹、丘疱疹、小水疱、隧道、结节为主。结节常见于阴茎、阴囊、少腹等处，水疱常见于指缝，隧道为疥疮的特异性皮损，长约0.5cm，微微隆起，稍弯曲呈淡灰色或皮色，在隧道末端有个针头大的灰白色或微红的小点，为疥虫隐藏的地方。自觉奇痒，遇热或夜间尤甚，常影响睡眠，由于剧烈的搔抓往往引起皮肤上出现抓痕、血痂，日久皮肤出现苔癣样变或湿疹样变。继发感染可引起脓疱疮、疖病、痈等，并发肾炎。

内服方药

湿热蕴毒证采用黄连解毒汤合三妙丸加减治疗。

药浴治疗

清热燥湿方	《家庭药浴保健疗法》
组　　成：硫黄50g，雄黄、硼砂各9g，百部30g，苦参15g，花椒10g。	
功效主治：清热燥湿，解毒，杀虫止痒。主治疥疮。	

药浴方法： 将上述药物后3味药研成末，同前3味药一起放入锅内加水适量煎
煮5～10分钟。滤去药渣，药液倒入盆内，趁热先熏后洗患处，
每日早、晚各1次，每次熏洗30分钟。另取1剂研成细末，用上剂
药液调成软膏状，洗后将此膏状物涂于患处。

注意事项 用药过程中忌食辛辣腥发物。

预后调护

❶ 加强卫生宣教及监督管理，平时应注意清洁卫生，勤洗澡，勤换衣服，被褥
常洗晒；对公共浴室、宾馆、舟车上的衣被应定期严格消毒。

❷ 接触患者后用肥皂水洗手。患者衣服、被褥均需煮沸消毒，或在阳光下充分
曝晒，以便杀灭疥虫及虫卵。

❸ 注意隔离，家庭和集体宿舍患者要同时治疗，以杜绝传染源。

第十三节　斑秃

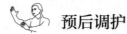

斑秃俗称"鬼剃头"，是一种骤然发生的，局限性斑片状的脱发性毛发病。
病变处头皮正常，无炎症及自觉症状。本病发病过程缓慢，可自行缓解和复发。
若整个头皮毛发全部脱落，称为全秃。若全身所有毛发均脱落者，称为普秃。该
病与免疫力失调、压力突然加大有一定关系，本病与气血双虚，肝肾不足，血瘀
毛窍有关。

临床表现

起病突然，患者多在无意中发现头发脱落，呈圆形或不规则形，小如指甲，
大如钱币，数目不等，脱落处皮肤光滑而亮。一般无自觉症状。少数患者头发可全
部脱光，叫全秃。严重者眉毛、胡须、腋毛、阴毛乃至毳毛等全身毛发脱落，称普
秃。常在过劳、睡眠不足、精神紧张或受刺激后发生。有自愈倾向，但很易再行脱
落，以致病程可持续数月或更久。在恢复时，患部新发长出，初起细而柔软，呈淡

黄或灰白色，日久逐渐变粗、变硬、变黑，最后成为健康毛发。此病可发生于任何年龄，但以青壮年多见，两性发病率无明显差异。皮损表现为圆形或卵圆形非瘢痕性脱发，在斑秃边缘常可见"感叹号"样毛发。头发全部或几乎全部脱落，称为全秃。全身所有的毛发（包括体毛）都脱落，称为普脱。还可见匍行性脱发。

内服方药

血虚风燥证采用神应养真丹加减治疗，气滞血瘀证采用逍遥散合通窍活血汤治疗，气血两虚证采用八珍汤加减治疗，肝肾不足证七宝美髯丹加减治疗。

药浴治疗

血虚风燥方 《外科正宗》

组　　成：海艾、菊花、薄荷、防风、藁本、甘松、藿香、蔓荆子、荆芥穗各6g。
功效主治：清热祛风、养血生发。主治血虚风燥型斑秃。
药浴方法：采用洗发法。上药加水2000ml，煎数沸，连渣共入敞口钵内，先用热气熏面（需闭目），待汤温后洗头。

注意事项　防止药液进入眼睛。

气血两虚方 《皮肤病中医洗渍疗法》

组　　成：生地、何首乌各30g，黑芝麻梗、柳树枝各50g。
功效主治：滋阴凉血、养血生发。主治气血两虚型斑秃。
药浴方法：采用熏洗法。将药放人瓦钵中，加清水适量煎煮，煎好后趁热熏洗头部。每日1次，每剂药液熏洗3次，熏洗后用干毛巾覆盖患部30分钟，避风。5日为1个疗程。

注意事项　避免烫伤。

预后调护

❶ 保持心情舒畅，注意劳逸结合，切忌熬夜、烦躁、悲观、忧愁和动怒。

❷ 注意头发卫生，不宜用碱性过强的肥皂洗头，避免烫发、染发，少用电吹风。

❸ 注意饮食结构，营养平衡，克服和纠正偏食的不良习惯。

❹ 树立治愈疾病的信心和耐心，坚持治疗避免急躁情绪。

第十四节　带状疱疹

带状疱疹是由水痘——带状疱疹病毒引起的急性感染性皮肤病，皮损多为单侧或成簇性水痘，常伴有神经痛，消退后一般不复发。中医学称之为"缠腰火丹""缠腰蛇疮"，俗称"蜘蛛疮""串腰龙"。多因患者情志不畅，而致肝气郁结，郁久化热，或素体肝经火毒蕴积，加外感风邪，外风内热与气血相互搏结，阻塞经脉，风邪上窜头面部而发病，抑或者夹杂湿邪下注，而发病于阴部及下肢；甚者火毒炽盛，郁于躯干部，溢于肌肤而发病。嗜食肥甘厚腻者，多湿自内生，或者由于气候、环境潮湿，涉水淋雨等外湿侵犯人体，若湿邪久而不去，必郁而化热，溢于肌肤而发病。年老体弱者，多因正气不足，机体抗邪能力变差，易患此病，且经治疗后，因年老者多出现血虚肝旺，湿热毒蕴，容易导致气血凝滞，运行不畅而导致剧烈疼痛，以致情绪不佳。

临床表现

发疹前可有轻度乏力、低热、纳呆等全身症状，患处皮肤自觉灼热感或神经痛，有明显的触痛感，持续1～3天，亦可无前驱症状而发疹。常好发于肋间神经、颈神经、三叉神经和腰骶神经支配区域。患处皮肤首先出现潮红斑，很快出现粟粒至黄豆大小的丘疹，簇状分布而不融合，继之迅速变为水疱，疱壁紧张发亮，疱液澄清，外周绕以红晕，各簇水疱群间皮肤正常；皮损沿某一周围神经呈带状排列，多发生在身体的一侧，一般不超过正中线。神经痛为本病特征性症状之一，可在发病前或伴随皮损出现，老年患者常较为剧烈。病程一般为2～3周，水疱干涸、结痂脱落后留有暂时性淡红斑或色素沉着。少数患者神经痛可持续超过1个月以上，称为带状疱疹后遗神经痛。眼部带状疱疹系病毒侵犯三叉神经眼支，常见于老年人，疼痛剧烈，可累及角膜，形成溃疡性角膜炎。耳带状疱疹系病毒侵犯面神经及听神经所致，表现为外耳道或鼓膜疱疹。膝状神经节受累同时侵犯面神经的运动和感觉神经纤维时，可出现面瘫、耳痛及外耳道疱疹三联征，称为Ramsay-Hunt综合征。

其他不典型带状疱疹与患者机体抵抗力差异有关，可表现为顿挫型（不出现皮损仅有神经痛）、不全型（仅出现红斑、丘疹而不发生水疱即消退）、大疱型、出血型、坏疽型和泛发型（同时累及2个以上神经节产生对侧或同侧多个区域皮损）；病毒偶可经血液播散产生广泛性水痘样疹并侵犯肺和脑等器官，称为播散型带状疱疹。

🎁 内服方药

肝郁化火证采用龙胆泻肝汤加减治疗，脾虚湿蕴证采用除湿胃苓汤加减治疗，气滞血瘀证采用柴胡疏肝散合桃红四物汤加减治疗。

〰️ 药浴治疗

清热解毒方　　　　　　　　　　　　　　　　　　　《家庭药浴保健疗法》

组　　成：板蓝根、贝母、贯众各30g，甘油100ml，95％酒精1.3L，水杨酸粉15g，香粉适量。

功效主治：清热解毒，凉血杀菌，消毒。主治带状疱疹。

药浴方法：采用擦涂法或湿敷法。将前3味药研碎加2L水，以武火煎沸10分钟，以文火煎至800ml，滤出药液；再加水1升，文火煎至700ml，滤出药液。将两液合并煎沸，冷至约50℃，加入酒精、水杨酸及甘油，快速搅拌，加入香粉，搅拌至呈淡黄色透明液体，装瓶备用。用时，用棉球蘸取药液涂擦皮损处，每日3～4次，直至疱疹干缩结痂脱落。若已溃糜烂，则以药液50ml加温水300ml，湿敷患处或先洗后湿敷。每日涂2～3次，直至痊愈。

注意事项　皮损面积过大，年老体弱者，可缩短每次治疗时间，适当增加用药次数可预防感冒。

预后调护

❶ 饮食宜清淡，多吃蔬菜、水果，忌辛辣肥甘厚腻之品和鱼腥海味。

❷ 保持局部干燥、清洁，预防继发感染。

❸ 保持心情舒畅，精神愉快，以免肝郁化火而加重病情。

❹ 对反复发作者，应避免诱发因素。

第九章　妇科疾病的药浴调治

第一节　崩漏

崩漏是指妇女不在行经期间，阴道突然大量出血，或淋漓下血不绝等症，一般以突然出血，来势急，血量多的称"崩"；淋漓下血，来势缓，血量少的称"漏"。但在临床上两者常互相转化。如血崩日久，气血耗伤，可变成漏；久漏不止，病势日进，亦能成崩，故两者常常并称。

崩，始见于《黄帝内经》。《素问·阴阳别论》云："阴虚阳博谓之崩。"漏，始见于《金匮要略》，该书"卷下"云："妇人有漏下者，有半产后因续下血都不绝者，有妊娠下血者。"崩漏常常并称，正如《济生方·卷六》说："崩漏之病，本乎一证。轻者谓之漏下，甚者谓之崩中。"其病因病机多因思虑过度，或饥饱劳役，损伤脾气，和气不足，气虚下陷，冲任不固，血失统摄而成；亦可因素体阳盛，或感热邪，或过食辛辣，或肝郁化火，以致火热内蕴，损伤冲任，迫血妄行而致。治疗首先以止血为要，再根据上述病因采用调理脾肾，使气血得复。

临床表现

崩漏以无周期性的阴道出血为辨证要点，临证时结合出血的量、色、质变化和全身症状，辨明寒、热、虚、实。治疗应根据病情的缓急轻重，主要病机是冲任损伤，不能制约经血。引起冲任不固的常见原因有肾虚、脾虚、血热和血瘀。

🎁 内服方药

肝肾不足可选用左归丸、大补元煎，脾不统血可用固冲汤加减，热迫血行可用清热固经汤，瘀血所致崩漏可用逐瘀止崩汤治疗。

♨ 药浴治疗

肾阴虚方	《实用祖传药浴》

组　　成： 吴茱萸、杜仲、蛇床子、五味子、海桐皮各50g，木香、丁香各25g。

功效主治： 主治下焦虚冷、脐腹疼痛、带下五色、月水崩漏、淋漓不断。

药浴方法： 以熏蒸结合局部淋洗。上药共研为粗末，每取药末25g，用纱布袋盛，以水3大碗煎数沸，趁热熏会阴部，并用手淋洗。每次20分钟，每日早、晚2次熏洗。5~10天为1个疗程。

> **注意事项** 熏洗后应注意保暖，避免烫伤。

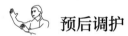

预后调护

❶ 注意身体保健，在生活上劳逸结合，不参加重体力劳动和剧烈运动，睡眠要充足，精神愉快，这对功能失调性子宫出血崩漏的防治很有效。

❷ 调整日常生活与工作量，有规律地进行活动和锻炼，避免劳累，避风寒。

❸ 饮食上增加营养，多吃含蛋白质丰富的食物以及蔬菜、水果，宜食营养而易于消化的食物，多食含铁丰富的食物。水果类疏利而不致血溢，又多具补益之功，如甘蔗、苹果、樱桃、柿子、菱角可补脾。姜、椒、蒜之类，血多时应有所避忌。

第二节　闭经

闭经指从未有过月经或月经周期已建立后又停止的现象。年过16岁，第二性征已经发育尚未来经者，或者年龄超过14岁第二性征没有发育者称原发闭经，月经已来潮又停止6个月或3个周期者称继发闭经。妊娠期、哺乳期及绝经后停经不属闭经。

中医将闭经称为经闭，古称"女子不月""月事不来""经水不通"。本病始见于《黄帝内经》。如《素问·阴阳别论》云："二阳之病发心脾，有不得隐曲，女子不月。"其后各医家对本病的病因、病机以及证治多有论述。本病多由先天不足，体弱多病，或多产房劳，肾气不足，精亏血少；大病、久病、产后失血，或脾虚生化不足，冲任血少；情态失调，精神过度紧张，或受刺激，气血郁滞不行；肥胖之人，多痰多湿，痰湿阻滞冲任等引起。治疗当以养肝益肾、补血调经为原则。

临床表现

女子年逾18周岁，月经尚未来潮，或月经来潮后又中断6个月以上。发病机制主要是冲任气血失调，有虚、实两个方面，虚者由于冲任亏败，源断其流；实者因邪气阻隔冲任，经血不通。

内服方药

结合辨证可选用大补元煎加丹参、牛膝，左归丸，十补丸，参苓白术散加当归、牛膝，小营煎加鸡内金、鸡血藤，膈下逐瘀汤，温经汤，丹溪治湿痰方治疗本病。

药浴治疗

热结血闭方	《中医外治法类编》

组　　成：生地、当归、赤芍药、红花、五灵脂、大黄、牡丹皮、茜草、木通各20g。

功效主治：清热凉血，活血行气通经。

药浴方法：坐浴。将上述药物加水1500ml，放入砂锅内，文火煎煮到微沸，去渣取汁，淋洗脐下。每次30分钟，每日1次，7日为1个疗程。

注意事项　避免烫伤。

气滞血瘀方 　　　　　　　　　　　　　　　《实用祖传药浴》

组　　成：生地、当归、赤芍、桃仁、五灵脂、大黄、牡丹皮、茜草、木通各15g。

功效主治：行气活血，祛瘀通络。

药浴方法：足浴。上药清水浸泡30分钟，加水2000ml煎汤，煮沸20分钟后去渣取汁，待温后浴足。每日1次，每次30分钟，日换药1剂，7日为1个疗程。

注意事项 用药过程中忌食辛辣腥发物。

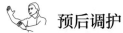 **预后调护**

　　体质虚弱者应多食用些具有营养滋补和补血活血通络作用的食物，如鸡蛋、牛奶、大枣等；对气滞血瘀引起的闭经，可多食些具有行血化瘀之品，如生姜、大枣、红糖等。对于极度消瘦引起的闭经者，应特别重视改变饮食习惯，消除拒食心理，加强营养。总之，全面合理的营养对防治闭经会起到积极的作用。对于大多数女性来说，过度运动、减肥或压力等因素会导致身体脂肪的减少，进而导致闭经。这种闭经一般不会发生什么危险，相关因素一旦停止，几个月后月经就能逐渐恢复正常。

第三节　不孕

　　女子婚后夫妇同居2年以上，配偶生殖功能正常，未避孕而未受孕者，或曾孕育过，未避孕又2年以上未再受孕者，称为"不孕症"，前者称为"原发性不孕症"，后者称为"继发性不孕症"。古称前者为"全不产"，后者为"断绪"。

　　西医学认为女性原因引起的不孕症，主要与排卵功能障碍、盆腔炎症、盆腔肿瘤和生殖器官畸形等疾病有关。

临床表现

女子婚后夫妇同居2年以上，配偶生殖功能正常，未避孕而未受孕者，或曾孕育过，未避孕又2年以上未再受孕者。

内服方药

结合辨证可选用毓麟珠、温胞饮、养精种玉汤、百灵调肝汤、启宫丸、少腹逐瘀汤治疗本病。

药浴治疗

下焦湿热方 　　　　　　　　　　　　　　　　　　　《实用祖传药浴》

组　　成： 蒲公英、苦参、地肤子、蒲公英、龙胆草各30g，黄柏、苦参各15g。

功效主治： 清热解毒、燥湿消肿、杀虫止痒。霉菌性、滴虫性、细菌性阴道炎所致的不孕症。

药浴方法： 以坐浴结合熏蒸。将上药研碎，加水浸泡煎煮，滤去药液，放入盆内趁热先熏洗外阴，待温热不烫手时，用薄细布蘸药液洗外阴、阴道。每晚熏洗1次，每次20～30分钟，次日加热继续如法使用。每剂药连用3天。

注意事项 避免烫伤。

阳虚宫寒方 　　　　　　　　　　　　　　　　刘云鹏经验方—温胞饮加减

组　　成： 党参15g，杜仲12g，炒山药10g，肉桂6g，熟附子9g，补骨脂9g，吴茱萸9g。

功效主治： 温阳散寒，主治不孕症。

药浴方法： 以熏蒸结合足浴。将上药研碎，加水浸泡煎煮，煎取药液，放入盆内，再加开水，趁热先熏，待药物温热后足浴。每日1次，每次30分钟，日换药1剂，7日为1个疗程。

注意事项 防止烫伤，避风寒。

预后调护

❶ 女性应戒烟忌酒，保证充足的休息时间，保持良好的生活习惯。

❷ 定期做妇科检查，注意月经期的变化，积极治疗妇科疾病。不要使用劣质的化妆品等，劣质的染发剂、增白的化妆品中含有的苯、汞化合物，会通过皮肤的黏膜吸收入人体，导致女性的卵巢功能受损。

❸ 养成良好的生活习惯，平时一定要保证合理的饮食和营养的均衡。

❹ 加强体育锻炼，可以预防卵巢早衰。

第四节　带下病

　　白带是指正常妇女阴道内流出的少量白色无味的分泌物。若在经期、排卵期或妊娠期白带增多，是妇女正常的生理现象。如果妇女阴道分泌物增多，且连绵不断，色黄、色红、带血，或黏稠如脓，或清稀如水。气味腥臭，就是带下病症。西医诊断为阴道炎、子宫颈糜烂、盆腔炎等急、慢性炎症疾病及子宫颈癌、子宫体癌等，均可出现带下病的症状。

　　《沈氏女科辑要笺正·卷上》说："带下，女子生而即有，津津常润，本非病也。"若带下量明显增多，或色、质、气味异常，即为带下病。带下病始见于《内经》。《素问·骨空论》："任脉为病……女子带下瘕聚。"

　　带下症患者常伴有心烦、口干、头痛、腰酸痛、小腹坠胀、阴部瘙痒、小便短黄和全身乏力等症状。西医学认为，引起带下症的原因很多，常见的有贫血、肿瘤、肺结核、糖尿病、子宫后倾、阴道异物、生殖系统炎症及精神受到刺激等因素。中医学认为，本病与带脉失养有关，多因肝郁脾虚、湿热下注，或肾气不足、下元亏损所引发，治疗上以疏肝健脾、清热利湿、收涩止带为原则。

临床表现

带下病以带下增多为主要症状，带下病辨证主要根据带下量、色、质、气味，其次根据伴随症状及舌脉辨其寒热虚实。

内服方药

可选用完带汤，内补丸，知柏地黄丸加芡实、金樱子，止带方，五味消毒饮加土茯苓、薏苡仁治疗本病。

药浴治疗

湿热下注方	《常见病简明药浴疗法》

组　　成：蛇床子、防风、透骨草、苦参各20g，川椒、白蒺藜、黄柏、银花、槐花各5g。

功效主治：祛风除湿、清热止带、杀虫止痒。

药浴方法：足浴。上药清水浸泡30分钟，加水2000ml煎汤，煮沸20分钟后去渣取汁。待温后浴足。每日2次，每次30分钟，日换药1剂，每剂药煎汤2次，10日为1个疗程。

注意事项 应用此法时应注意勤洗外阴。

湿毒蕴结证方	《常见病简明药浴疗法》

组　　成：野菊花、蛇床子各30g，生百部15g，苦参20g，明矾12g。

功效主治：清热利湿、止带、杀虫、止痒。

药浴方法： 以坐浴结合熏蒸。将上药用纱布包好后放入药锅中，加水适量煎煮30～40分钟。滤去药渣，趁热先熏后洗外阴部。每天3～4次，每次15～30分钟，每剂2天。

注意事项 应用此法时应注意保持浴具干净。

预后调护

带下病的临床表现多样，日常调护方面，须注意辨证论治。

❶ 浴具要分开；有脚癣者，脚布与洗会阴布分开；有条件考可专用一盆一巾洗外阴。

❷ 提倡淋浴，厕所改为蹲式，以防止交叉感染。

❸ 经期禁止游泳，防止病菌上行感染；月经期避免激烈运动及过度劳累。

❹ 积极体育锻炼，增强体质，下腹部要保暖，防止风冷之邪入侵。

❺ 平时注意营养，饮食要有节制，免伤脾胃。

第五节　外阴白斑

外阴白斑又称外阴白色病变，或称白斑性女阴炎。临床表现为，外阴皮肤黏膜变白、形成白斑，阴部皮肤变薄、变脆，皮肤粗糙或皲裂，或萎缩或肥厚或形成溃疡，伴灼热感、阴痒，甚至奇痒难忍。

中医学认为，本病属"阴痒""阴蚀"等范畴，多因肝肾亏虚、阴器失养、脾虚生湿、湿郁化热、湿热下注、蕴蒸阴户所致，治疗当以清热解毒、燥湿杀虫、祛风止痒、疏肝益肾、祛湿健脾、化腐去白为原则。

临床表现

外阴皮肤黏膜变白、形成白斑，阴部皮肤变薄、变脆，皮肤粗糙或皲裂，或萎缩或肥厚或形成溃疡，伴灼热感、阴痒，甚至奇痒难忍。外阴白斑的临床表现有时可与扁平苔癣及白癜风相似，须注意鉴别。外阴瘙痒，有时可有灼热疼痛感，应及时采取措施或外科治疗。

🎁 内服方药

可选用清热养阴中成药知柏地黄丸以及桃红四物汤加减，养血祛风汤治疗本病。

♨ 药浴治疗

肝肾阴虚方　　　　　　　　　　　　　　　　　　　　经验方

组　　成：蛇床子、菟丝子、地肤子、苍耳子、白蒺藜、补骨脂、紫荆皮、仙灵脾、当归、苦参各10g。

功效主治：滋阴养血、祛风清热。

药浴方法：以坐浴结合熏蒸、足浴。上药清水浸泡30分钟，加水20ml煎汤，煮沸20分钟后去渣取汁。先趁热熏洗外阴20分钟，再调温浴足。每日2次，每次30分钟，日换药1剂，每剂药煎汤2次，10日为1个疗程。

注意事项　忌食刺激性食物。

脾虚湿困方　　　　　　　　　　　　　　　　　　　　经验方

组　　成：蛇床子、苦参、土茯苓、红花各15g，淫羊藿12g，焦栀子10g，荆芥、黄柏、艾叶、防风、紫草各9g。

功效主治：清热除湿、活血止痒。

药浴方法：以坐浴结合熏蒸。上药清水浸泡30分钟，加水，煮沸20分钟后去渣取汁。先趁热熏洗外阴20分钟，再调温浴足。每日2次，每次30分钟，日换药1剂，10日为1个疗程。

注意事项　防止受风寒。

血虚失养方 《实用祖传药浴》

组　　成：三棱、莪术、补骨脂、制首乌各40g，白鲜皮、苦参、蛇床子、
　　　　　红花、大黄、益母草各30g，白芷15g。

功效主治：养血祛风、燥湿止痒。

药浴方法：以坐浴结合熏蒸。上药用纱布包好后，加水20ml煎汤，煮沸20
　　　　　分钟后去渣取汁。先趁热熏洗外阴20分钟，再调温浴足。每日2
　　　　　次，每次30分钟，日换药1剂，每剂药煎汤2次，10日为1个疗程。

注意事项　应用此法时应注意保持浴具干净。

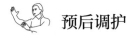

预后调护

❶ 外阴白斑患者应保持外阴皮肤清洁干燥，用清水冲洗外阴后应拍干，避免摩擦，减少局部刺激。

❷ 衣着宽大透气，尽量采用纯棉面料。

❸ 饮食上宜清淡，禁食辛辣刺激及鱼虾等易于过敏的食物，戒烟限酒。

❹ 对于精神紧张、焦虑、因剧烈瘙痒影响睡眠者，可加服镇静剂，抑郁患者也应积极心理治疗。

第六节　阴挺

　　子宫从正常位置向下移动，甚至完全脱出于阴道口外，称为"子宫脱垂"，又称"阴下脱""阴挺""阴菌""阴痔"等。此病多因产育过多，产道及附近组织过度松弛；或在分娩过程中，宫颈、宫颈主韧带与子宫骶韧带损伤；或分娩后支持组织未能及时恢复正常所引起。临床症状为下腹、阴道、会阴部有下坠感，伴有腰背酸痛，自觉有物从阴道脱出，行走、劳作、咳嗽、排便、下蹲时更加明显，且经常反复发作。发作期常有阴道局部糜烂、分泌物增多、排尿困难或尿失禁等症。本病多见于重体力劳动和多生育妇女，年老体衰妇女因慢性咳嗽、便秘等也容易引发。

本病始见于《针灸甲乙经》。该书"妇人杂病"篇云："妇人阴挺出，四肢淫沥，身闷，照海主之。"中医学认为，本病多因中气不足、气虚下陷，或肾气亏损、冲任不固、带脉失约所导致，治疗时当以健脾益气、固冲益肾为原则。

临床表现

临床症状为下腹、阴道、会阴部有下坠感，伴有腰背酸痛，自觉有物从阴道脱出，行走、劳作、咳嗽、排便、下蹲时更加明显，且经常反复发作，卧床休息则可缩复还纳。发作期常有阴道局部糜烂、外阴湿秽不适、泌物增多、排尿困难或尿失禁等症。本病多见于重体力劳动妇女和多生育妇女，年老体衰妇女因慢性咳嗽、便秘等也容易引发。

内服方药

可选用补中益气汤，大补元煎加黄芪治疗本病。

药浴治疗

肾虚证方 《实用祖传药浴》

组　　成： 蛇床子、石榴皮、乌贼骨、黄柏、小茴香、乌梅、苏木、五倍子各9g，金樱子15g，蒲公英20g，炒枳壳6g。

功效主治： 升阳举陷、益肾固脱。

药浴方法： 坐浴结合熏洗。上药清水浸泡30分钟，加水2000ml煎汤，煮沸20分钟后去渣取汁。先趁热用消毒纱布蘸药汁洗熨患部，待药温合适时浴足。每日2次，每次30分钟，日换药1剂，每剂药煎汤2次，7天为1个疗程。

注意事项 熏洗后应注意保暖，避免烫伤。

气虚证方 《实用祖传药浴》

组　　成： 白胡椒、附子、白芍、肉桂、党参各20g，五味子、椿白皮各
　　　　　　10g。

功效主治： 补气升提，补肾固脱，佐以益气升阳举陷，补肾健脾，清利湿热。

药浴方法： 坐浴。上药包好后加入锅中，加水，煮沸20分钟后去渣取汁。
　　　　　　先趁热用消毒纱布蘸药汁洗熨患部，待药温合适时浴足。每日2
　　　　　　次，每次30分钟，日换药1剂，每剂药煎汤2次，7天为一疗程。

注意事项 时间不宜过长，水温不宜过高。

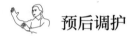

预后调护

❶ 坚持新法接生，到医院分娩，会阴裂伤者及时修补，坚持产褥期卫生保健。

❷ 脱垂者应避免重体力劳动，经常保持大便通畅，有慢性咳嗽者，要积极治疗。

❸ 轻度子宫脱垂者，坚持卫生保健、中医药治疗，病情可好转或治愈；较重
者，尤其是合并阴道前后壁膨出者，药物治疗效果欠佳；随着年龄的增长，
子宫脱出常加重，易伴有小便失禁，影响身心健康。

第七节　阴痒

　　妇人外阴及阴道瘙痒，甚则痒痛难忍，坐卧不宁，或伴带下增多者，称为
"阴痒"，又称"阴门瘙痒""外阴瘙痒"，是外阴各种病变所引起的一种症状，
是妇科常见病、多发病之一。本病始见于《肘后备急方》。该书"治卒阴肿痛颓
卵方"篇云："阴痒汁出，嚼生大豆黄，涂之，亦疗尿灰疮。"阴痒为临床常见病。

　　中医学认为，本病多因肝胆湿热或脾虚郁热，热邪下注致病，治疗当以清热
利湿、健脾渗湿、祛风止痒为原则。

临床表现

临床表现为外阴部及阴道内瘙痒。外阴瘙痒可由多种原因而引发，发痒部位一般在阴蒂和小阴唇附近，大阴唇、会阴及肛门附近也时有发生。瘙痒在月经期和夜间加重，严重时奇痒难忍、坐卧不安。

内服方药

可选用龙胆泻肝汤或萆薢渗湿汤，知柏地黄汤加当归、栀子、白鲜皮治疗本病。

药浴治疗

肝经湿热方　　　　　　　　　　　　　　　　　　　　　　　　　经验方

组　　成： 茵陈、苦参各30g。

功效主治： 滋肾降火，调补肝肾。

药浴方法： 以坐浴结合熏蒸。上药清水浸泡30分钟，加水2000ml煎汤，煮沸20分钟后去渣取汁，先趁热熏洗外阴20分钟，再调温浴足。每日2次，每次30分钟，日换药1剂。每剂药煎汤2次，10日为1个疗程。

> **注意事项** 避免烫伤，忌食辛辣之物。

肝肾阴虚方　　　　　　　　　　　　　　　　　　　　《常见病简明药浴疗法》

组　　成： 雄黄30g，苦参、薏米各25g，蛇床子、薄荷各20g，黄柏、生苍术、当归各15g。

功效主治： 养血润燥，祛风止痒，滋肾降火，调补肝肾，清热利湿，杀虫。

药浴方法：以坐浴结合熏蒸。将上药用纱布包好放入药锅中。加水2500ml
煎煮沸后，继续煎煮20分钟。过滤去渣后倒入盆内，趁热熏患
处。待药温适度时坐浴，清洗外阴及阴道处。每次30分钟，每天
早、晚各1次。每天1剂，7天为1个疗程。坐浴时间应持续约15分
钟，过短难以起效；天冷药汁易冷，可不断添加热水或直接加热。

注意事项 应用此法时应注意保持局部清洁。

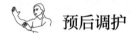

预后调护

❶ 预防上，保持会阴部的清洁卫生，及时更换内衣裤；如没有感染时，不要频
繁使用洗液冲洗阴道，只用温开水清洗就可以了；瘙痒者避免肥皂水烫洗及
搔抓等强刺激损伤。

❷ 阴痒经积极治疗，保持外阴部清洁卫生，多可治愈。部分患者因治疗不当，
可发展成阴疮。因全身性疾病所致者，随原发病的进退，或愈或反复迁延日
久。也有少数患者阴痒日久不愈，病情迁延日久，致使阴部长期失于滋养而
转为恶性外阴癌。

❸ 忌辛辣食物，常见的辣椒、胡椒、咖喱等辛辣食物和羊肉、狗肉、桂圆等热
性食物要少吃。

第十章　男科疾病的药浴调治

第一节　遗精

遗精是指男子无性交而精液自行泄出的现象。梦遗与滑精，是遗精的两种轻重不同的证候。有梦而遗精者称梦遗，这类患者病情较轻；无梦而遗精，甚至清醒时精液自行滑出者称为滑精，这类患者往往病情较重。

未婚青壮年男性，或婚后夫妻分居者，每月偶有1～2次遗精，并无不适感觉及其他症状，属于"精满自溢"的正常现象，为生理性遗精，无需接受治疗。如果未婚青年遗精频繁，或有性生活前提下仍频繁遗精，或白天精液自行滑出，达每周多次，同时伴有精神萎靡、身体疲倦、头晕乏力、心慌气喘、腰膝酸软等症状，则为病理性遗精，需要积极治疗。西医学认为，遗精是由性器官神经功能失调所致。劳累过度、饮食不节、药物影响、纵欲过度等常易导致遗精。遗精只是某些疾病的临床症状，常见于包茎、包皮过长、尿道炎、精囊炎、睾丸炎、前列腺疾患等。

临床表现

患者常表现为面色无华、身体疲倦，常有纵欲过度、手淫过度、色欲不遂等经历。遗精频繁发生，或入夜即遗，或白日精液滑出，同时精少而稀，阴茎勃而不坚，或不能勃起，遗精后常出现精神不振，身体乏力，腰膝酸软等症。该病多见于中老年、体形虚胖、疲弱之躯或身体先天不足者，或大量吸烟、嗜酒、过食肥甘者。

🍱 内服方药

可选用三才封髓丹、知柏地黄丸合水陆二仙丹、妙香散合水陆二仙丹、补中益气汤、龙胆泻肝汤或猪苓丸等加减治疗本病。

〰️ 药浴治疗

心肾不交方 《金匮要略》桂枝加龙骨牡蛎汤加减

组　　成： 桑螵蛸、远志、龙骨、当归、茯苓、党参、桂枝、白芍各15g。

功效主治： 调补心肾、固精止遗。主治心肾不交所致遗精，症见梦遗，次日头昏头晕，心悸，精神不振，体倦无力，小便短黄而有热。

药浴方法： 以足浴结合熏蒸。将药物同时加入2000ml清水中，浸泡30分钟，煎药取汁。趁热熏洗外阴，待药温适合时浴足。每次洗30分钟，每日1次，15日为1个疗程。

注意事项 水温不宜太高，以免烫伤；治疗期间禁止性生活。

肾阴亏虚方 《小儿药证直诀》六味地黄丸方加减

组　　成： 熟地黄25g，山药15g，山茱萸12g，牡丹皮、茯苓各10g，泽泻9g，知母、黄柏、黄连各6g。

功效主治： 养阴清热。主治肾阴亏虚所致遗精，症见遗精，头昏目眩，耳鸣腰酸，神疲乏力，形体瘦弱。

药浴方法： 采用全身浴。将药物同时加入2000ml清水中，煎取药液1000ml，过滤取汁。将药液放入浴池，加白开水至合适温度，嘱患者洗浴。每次洗30分钟，每日1次，7日为1个疗程。

注意事项 水温不宜太高，以免烫伤阴茎；治疗期间禁止性生活；忌食刺激性食物。

肾气不固方   经验方

组　　成： 艾叶20g。

功效主治： 温阳强肾。主治肾阳亏虚、肾气不固所致遗精，症见滑精频作，面白少华，精神萎靡，畏寒肚冷。

药浴方法： 采用足浴。将药物同时加入2000ml清水中，煎取药液1000ml，过滤取汁。待药温适合时浴足。每次洗20分钟，每天1次，7天为1个疗程。

> **注意事项** 浴时需注意避风；水温不宜太高，以免烫伤阴茎；治疗期间禁止性生活。

脾虚不摄方   《内外伤辨惑论》补中益气汤加减

组　　成： 黄芪15g、党参15g、白术10g、炙甘草15g、当归10g、炮姜6g、陈皮6g、升麻6g。

功效主治： 安神健脾，温中回阳。主治脾虚不摄所致遗精，症见遗精频作，劳则加重，甚则滑精，精液清稀，伴食少便溏，少气懒言，面色少华，身倦乏力。

药浴方法： 采用足浴结合熏蒸。将药物同时加入2000ml清水中，煮沸20分钟后去渣取汁。趁热熏洗外阴，待药温适合时浴足。每次30分钟，每日1次，15日为1个疗程。

> **注意事项** 水温不宜太高；治疗期间禁性生活。

肝火偏盛方   经验方

组　　成： 菟丝子、知母、山药、熟地黄、牛膝、天冬各10g，茯苓、芡实、金樱子肉、黄柏各12g，五味子6g。

功效主治： 补气血，益肝肾，填精髓。主治肝火偏盛所致遗精，症见梦遗，阳物易举，烦躁易怒，胸胁不舒，面红目赤，口苦咽干，小便短赤。

药浴方法： 以足浴结合熏蒸。将药物同时加入2000ml清水中，浸泡30分钟，煎药取汁。趁热熏洗外阴，待药温适合时浴足。每日早晨及睡前各1次，每次30分钟，每日1剂，每剂药煎汤2次，15日为1个疗程。

注意事项 水温不宜太高，以免烫伤；治疗期间禁止性生活。

湿热下注方 《中国农村医学》

组　　成： 苦参、黄柏各15g。

功效主治： 清热利湿。主治湿热下注所致遗精，症见遗精频作或尿时有精液外流，口苦或渴，小便热赤。

药浴方法： 采用足浴法。将药物同时加入1500ml清水中，浸泡5～10分钟后，煎药取汁。将药液放入浴盆中，待温时足浴。每晚1次，2日1剂，连续用药2周。

注意事项 水温不宜太高；治疗期间禁止性生活；忌食刺激性食物。

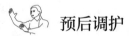

预后调护

❶ 端正心态，出现遗精后，分清是生理性遗精还是病理现象。生理性遗精，可不必治疗；病理性遗精，则应及时就诊，弄清疾病的原因，辨证施治，均能达到较好效果。

❷ 平时注意精神调养，避免过度的脑力紧张，丰富文体活动，适当参加体力劳动，排除杂念，清心寡欲，节制性欲，戒除手淫。

❸ 规律生活起居，夜晚进食不宜过饱，睡前用温水洗脚，养成仰卧的习惯，被褥不宜过厚，脚部不宜盖得太暖，衬裤不宜过紧；少食辛辣、油腻、刺激性食物，戒除烟酒。

第二节　早泄

早泄是指性交时未接触或刚接触女方外阴，或插入阴道抽动时间短暂，还未达到性欲高潮即行射精，随后阴茎疲软。这种性行为缺乏情感交流或性感受，瞬间精液滑出，更缺乏高潮期射精快感。该病的关键是阴茎无法维持强而有力勃起和稳定抽动的感受。

中医认为，本病的病位在心、肝、脾、肾，主要病理机制为肾气不固、阴虚火旺、肝经湿热。发生原因与先天不足、频繁手淫、纵欲过度、疲劳过度、心情不舒畅、过食肥甘、嗜酒等有关。

西医称为"射精过早症"，发病原因与情绪状态、精神心理因素极为密切，如兴奋、紧张、焦虑、忧郁、恐惧等情绪或夫妻关系不和谐，均可导致早泄。早泄影响性生活的质量，也影响生育，同时由于得不到性满足还会影响夫妻关系，发生感情危机。如果不能及时治疗，久之则易导致阳痿。伴腰酸背痛、乏力等症状，可有或无性高潮射精的现象。

临床表现

阴茎能自然勃起，但勃而不坚，呈疲惫状态，只能依靠手将阴茎纳入阴道。勃起的阴茎在未接触或未插入女方阴道，或正在插入阴道，阴茎尚未抽动精液便流出，或性交的全过程只是精液划道而出，阴茎随之疲软，继而进入不应期。患者常伴随抑郁、焦虑，记忆力减退，精神疲倦，头晕、乏力等全身症状。

内服方药

可选用龙胆泻肝汤、知柏地黄丸、大补阴丸、三才封髓丹、金匮肾气丸、济火延嗣丹或补天育麟丹等加减治疗本病。

〰 药浴治疗

肝经湿热方 经验方

组　　成： 鲜马兰头、鲜蒲公英、鲜车前草各500g（或干品各200g）。

功效主治： 清泄肝经湿热。主治肝经湿热型早泄，症见性欲亢进，交则早泄，伴头晕目眩，目苦咽干，心烦易怒，阴囊湿痒，小便黄赤。

药浴方法： 以足浴结合熏蒸。将药物同时加入2000ml清水中，煮沸20分钟后去渣取汁。趁热熏洗外阴，待药温适合时浴足。每日睡前1次，每次洗30分钟，每日1剂，15日为1个疗程。

> **注意事项** 浴时注意避风；水温不宜太高；治疗期间禁性生活。

阴虚火旺方 经验方

组　　成： 仙鹤草30g，黄芩、牡丹皮各10g。

功效主治： 清热燥湿，泻虚火。主治阴虚火旺型早泄，症见早泄，阳事易举，伴五心烦热，潮热，盗汗，腰膝酸软。

药浴方法： 以足浴结合熏蒸。将药物同时加入2000ml清水中，浸泡30分钟，煎药取汁。趁热熏洗阴茎龟头、睾丸及会阴，等药温适合时浴足。每次洗20～30分钟，每晚1次，15日为1个疗程。

> **注意事项** 水温不宜过高，以免烫伤；治疗期间禁性生活。

肾气不固方 经验方

组　　成： 锁阳、肉苁蓉各20g，龙骨15g，桑螵蛸、茯苓各10g。

功效主治： 温阳补肾，益气固精。主治肾阳不足、肾气不固所致早泄，症见性欲减退，早泄，伴遗精，甚则阳痿，腰膝酸软，小便清长或不利，面色㿠白。

药浴方法：以足浴结合熏蒸。将药物同时加入2000ml清水中，浸泡30分钟，煎药取汁。趁热熏洗阴茎龟头、睾丸及会阴，等药温适合时浴足。每日早晚各1次，每次30分钟，每日1剂，每剂药煎汤 2次，15日为1个疗程。

注意事项　浴时注意避风；水温不宜过高；注意保暖。

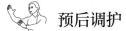 **预后调护**

❶ 早泄多由精神因素造成。若能及时接受心理和药物治疗，往往可使疾病逐渐恢复，延长性交时间，直至早泄现象完全消失，预后较好。

❷ 对于偶尔出现的早泄。男方不必过分紧张焦虑，女方不应责备与讥讽，注意夫妻之间的相互体贴与配合。

❸ 消除性交前的紧张、恐惧心理，延长性交前的爱抚过程，避免仓促行事和剧烈的性冲动。

❹ 规律生活起居，清心寡欲，节制房事，讲究房事卫生。

❺ 加强体育锻炼，增强体质。

第三节　阳痿

阳痿又"阳事不举"，是指男性在有性欲的情况下，阴茎不能勃起，或虽能勃起，但勃而不坚，不能正常进行性生活的一种疾病。该病中阴茎完全不能勃起称为完全性阳痿；阴茎虽能勃起，但勃而不坚称为不完全性阳痿，是最常见的男子性功能障碍性疾病。

阳痿分先天性和病理性两种。先天性阳痿并不多见，常不易治愈；病理性阳痿多见，治愈率较高。年轻男性由于与性伙伴性行为习惯不统一或情感交流不充分，出现焦虑和急躁等情绪易导致阳痿；50岁以上的男性出现阳痿，多数是生理性的退行性变化；平常性生活时阳痿频繁发生，但于清晨或自慰时阴茎可勃起并能维持一段时间，这类患者多是由精神心理因素引起；阳痿偶而发生一次，但在下一次性生活时完全正常，这类情况可能是一时紧张或劳累所致，不属于病态；阳痿持续发生并且病情不断进展，多为器质性病变所引起，应积极治疗。同时，本病按其病因又可分为器质性阳痿与功能性阳痿两类。少数患者为器质性阳痿，由器质性病变引起，如生殖器损伤、睾丸病症等；大多数患者属功能性阳痿，由不良嗜好、精神心理因素、慢性疾病等因素引起，如手淫、房事过度、生殖腺功能不全、长期吸烟、酗酒等。

中医认为，本病与肾、心、脾、肝四脏功能有关，因房事不节，肾气亏耗；或伤于恐惧，肾气不振；或思虑过度，心脾受损；或湿热下注，宗筋弛纵而引起。治疗时当以健脾益肾、宁心安神为原则。

临床表现

性欲减退，阴茎不能完全勃起，或能勃起但勃而不坚，伴身体疲倦、腰背酸痛，不能圆满进行性生活；患者多见面色㿠白，腰酸足轻，周身怕冷，食欲减退等症状；或伴有面色萎黄，消化不良，精神不振，周身酸软无力等症状；伴有精神苦闷，胆小多虑，心悸失眠，精神易紧张等症状。

内服方药

可选用右归丸、赞育丹、扶命生火丹、壮火丹、逍遥散合四逆散、龙胆泻肝汤、九香长春饮或蜈蚣达络汤等加减治疗本病。

药浴治疗

命门火衰方	经验方

组　成： 阳起石25g，巴戟天、淫羊藿、金樱子、胡芦巴各20g，柴胡15g。

功效主治： 温阳补肾。主治命门火衰型阳痿，症见阳事不举，精薄清冷，头晕耳鸣，面色㿠白，精神萎靡，腰膝酸软，畏寒肢冷。

药浴方法：采用擦洗法。将药物同时加入2000ml清水中，将阳起石先煎30分钟，然后去渣后加入其余药物共同煎煮30分钟，过滤取汁。趁热擦洗少腹部。每次洗15～20分钟，每日2次，10日为1个疗程。

注意事项 浴时注意避风；水温不宜太高，以免烫伤；禁止性生活。

抑郁伤肝方 经验方

组　　成：淫羊藿、杜仲、何首乌、肉苁蓉各20g，菟丝子、枸杞子各10g。

功效主治：补肝肾，固精血，强筋骨。主治抑郁伤肝型阳痿，症见阳痿伴胸胁胀满，或窜痛，善太息，情志抑郁，咽部如物梗阻。

药浴方法：采用坐浴法。将药物研碎，同时加入2000ml清水中，煎煮过滤去渣后取液。待药液降至合适温度，浸浴或坐浴阴茎。每次洗30分钟，每日1次，10日为1个疗程。

注意事项 水温不宜太高，以免烫伤；忌食刺激性食物。

四妙丸加减 《成方便读》

组　　成：黄柏、苍术、知母、牛膝、生薏米、车前子各15g。

功效主治：清热燥湿。主治湿热下注导致阳痿，症见阴茎痿软，阴囊潮湿、臊臭，下肢酸困，小便黄赤。

药浴方法：采用熏洗法。将药物共研粗末为散，加入适量水中浸泡、煎煮，过滤去渣后取液。待药液降至合适温度，熏洗阴茎、阴囊及会阴。每日1次，每次30分钟，10日为1个疗程。

注意事项 水温不宜太高，以免烫伤。

益阴助阳汤加减   《张伯臾经验方》

组　　成：熟附片9g、肉桂3g、炒知母6g、炒黄柏6g、生地12g、熟地黄12g、山茱萸9g、怀山药12g、牡丹皮9g、茯苓9g、巴戟天12g。

功效主治：益肾填精、补虚壮阳。主治阴阳虚损型阳痿，症见面色少华，少气懒言，纳少腹胀，阳事不举等。

药浴方法：采用熏洗结合足浴法。将药物同时加入2000ml清水中，煮沸20分钟去渣取汁。趁热先熏洗阴茎、阴囊及会阴，待温度适宜后浴足。每日睡前浴足1次，每次30分钟，每日1剂，15日为1个疗程。

注意事项 浴时注意避风；水温不宜太高，以免烫伤；忌食刺激性食物；禁止性生活。

血脉瘀滞方   《御药院方》

组　　成：丁香、官桂、露蜂房、川椒、煅牡蛎、吴茱萸、木鳖子、白矾、紫梢花、蛇床子各10g。

功效主治：温阳散寒、活血通络。主治血脉瘀滞型阳痿，症见面色黧黑，阴茎色泽紫暗、并伴发凉或睾丸刺痛，阳痿不举等。

药浴方法：采用熏洗结合足浴法。将药物共研成粗末入纱布袋。清水浸泡10分钟，加入2000ml清水，煮沸20分钟后去药袋。趁热熏洗会阴、少腹及阴茎，待温后浴足。每日2次，每次30分钟，每日1剂，10日为1个疗程。

注意事项 浴时注意避风。

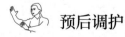 **预后调护**

性生活是人类生活不可或缺的一部分，不可无，也不可纵欲过度或手淫过度。

❶ 日常生活要规律饮食、起居，不可嗜酒，不可过食肥甘食物，防止湿热内生，造成阳痿。

❷ 当情绪不畅、身体不适、性能力下降时，均应暂停性生活，避免性刺激，以保证神经中枢和性器官得以休息。

❸ 当发生阳痿时需积极就医治疗，同时避免服用任何可引起阳痿的药物；妻子应该给予良好的精神支持和护理，体贴、谅解男方，给予男方心理支持，帮助其树立战胜疾病的信心。

❹ 青壮年阳痿往往与精神情态密切相关，为防止该病发生和进展，要保持良好心情，防止纵欲过度，规律生活，加强锻炼，增强体质来抵抗疾病。

第四节　阳强

　　阳强，又称"强中""强阳""阴纵""阴长不收""玉茎不萎"，是指在无性欲刺激的情况下，或有性刺激，或在性交过程中，阴茎持续勃起，可长达数小时，甚至数日，并伴有疼痛的一种病症。该病西医学称为阴茎异常勃起。

　　阳强的病因主要与肝肾相关，多由水不制火、湿热蕴结及血瘀阻滞所致，故其治法以伏火、除湿、通瘀为主。同时，本病也可分为虚证与实证，虚证多因纵欲过度，肾阴耗损，阳气亢盛，或妄服壮阳之品，消灼肾阴所致；实证多因湿热下注，或外因损伤，致使瘀血停积阴部所致。治疗应以养阴益肾、活血化瘀为治疗原则。

　　西医将该疾病分为原发性和继发性两种类型。原发性者，其发生原因尚不清楚，可能与迷走神经持续兴奋，致使阴茎血液循环障碍有关。而继发性者，目前认为与局部、全身病变或神经性疾病有关。局部病变如阴茎损伤、阴茎肿瘤、阴茎内静脉栓塞、尿道炎等，全身病变如白血病、血栓性静脉炎、糖尿病、镰状细胞性贫血、磷酸葡萄糖异构酶不足等，神经病变如脊髓或大脑神经损伤或肿瘤等可引发此病。若勃起过久，继续发展下去，将可能并发阳痿后遗症，因此需及时治疗。

临床表现

　　阴茎异常勃起，经久不衰，持续时间过长，不受性欲影响或受影响较小。排精之后阴茎仍不松软，伴有疼痛感，多发生在性交之后。该疾病应与性欲亢进相鉴别。性欲亢进的特点是阴茎受性欲影响而勃起，得到性的满足，精液排出后，便立即松软，不会持续勃起。

🎁 内服方药

可选用当归龙荟丸、龙胆泻肝汤、知柏地黄汤合大补阴丸、虎杖散合红花散瘀汤等加减治疗本病。

♨️ 药浴治疗

龙胆泻肝汤加减　　　　　　　　　　　　　　　　　《太平惠民和剂局方》

组　　成： 龙胆草、柴胡、黄芩、当归各6g，栀子、木通、生地、赤芍、大黄各10g，丹参12g，红花6g，甘草5g。

功效主治： 泻肝火、除实热。主治肝经火盛型阳强，症见阴茎持续勃起、纵挺不收，伴有疼痛，面红目赤，目眩耳鸣，口苦咽干，烦躁易怒等。

药浴方法： 采用熏洗法。将药物同时加入2000ml清水中，煎取药液1000ml，过滤取汁。趁热熏洗，待药液降至合适温度，用纱布蘸药液洗阴部。每次洗20～30分钟，每日1次，7日为1个疗程。

注意事项 水温不宜太高，以免烫伤；擦洗强度应适当；忌食刺激性食物；禁止性生活。

玄明粉外敷方　　　　　　　　　　　　　　　　　　《周凤梧经验方》

组　　成： 玄明粉10g。

功效主治： 泄热软坚。主治阴虚阳亢型阳强，症见阴茎坚挺不倒，硬胀疼痛，或性交后仍坚挺不收，可伴流精不止，睾丸发胀疼痛，潮热盗汗，腰膝酸软，颧红口干等。

药浴方法： 玄明粉10g，为末，纱布包扎，每晚睡前外敷两手心。

注意事项 见效后内服中药调理。

预后调护

阳强是一种男科急症，发病急，应及时治疗防止发生永久性阳痿。通常经治疗后预后较好，后遗症少。

❶ 日常生活注意调节精神，不可郁怒伤肝。

❷ 注意劳逸结合，不宜长期曲运心脾。

❸ 节制房事，戒除手淫，以免损伤肾精，避免各种强烈的性刺激。

❹ 不宜过服五石（白石英、赤石脂、紫石英、硫黄、钟乳石）等壮肾温热药，以免肾中积热发生阳强。

❺ 少食肥甘厚味，不宜嗜酒成癖，免生湿热。

❻ 当行房不能排精时，应及时检查治疗，以排除其他疾病引起阳强的可能。

第五节　阳缩

阳缩，又称"缩阳""缩阴""阴缩""阴茎缩入"等，是指患者自觉阴茎抽痛缩入盆腔、阴囊上缩抽动、睾丸上提、小腹痉挛疼痛的一种疾病。该病常突然发作，来势凶险，如治疗不当或治疗不及时，可有生命危险。

该病是一种男科常见疾病，病情较轻者仅觉阴茎上缩，小腹疼痛，畏寒肢冷，腰膝酸软，但不影响性生活；病情较重者可觉四肢厥冷，身体蜷缩，小便不通，少腹剧痛，甚则翻滚叫嚎，有的呈阵发性，遇风冷则发，每日或隔日发作1~2次，可伴有面色晦暗、饮食减少等症状。脉象常为沉弦或沉伏表现。历代医家认为，本病有寒、热之分，但以寒证多见，多为久卧冰冷之地，或天寒入水，或暴饮生冷，或房事受寒等病因所致，寒凝肝脉，阴器失于温煦濡养而发病为多。本病多见于青壮年，幼儿、老年人因素体阳虚感寒者亦可发病。

西医没有对该疾病的相关论述，因此从西医学角度来探讨该病的发病原因尚不明了。可能是由于寒冷过度，引起肌肉过度紧张和过度收缩所致；也有可能是由于腹腔内疼痛性疾病，因疼痛剧烈牵引而致；或者房事后受凉以及夹杂许多心理因素有关，为功能性疾病。

临床表现

临床以起病急骤，阴茎内缩为主要表现。阴茎突然缩小或缩入腹中，阴囊、睾丸上收，疼痛；全身发冷，阴部发凉、发麻，四肢厥冷，面色苍白，口干唇紫，汗如雨下；小便黄赤，大便不禁，胸闷不欲食，阵发性拘急疼痛；心情紧张，有极度的濒临死亡的恐惧感觉，严重者抽搐、昏迷、神志不清。

内服方药

可选用暖肝煎或金匮肾气丸等加减治疗本病。

药浴治疗

肝经寒滞方 《上海中医药杂志》

组　　成： 小茴香、王不留行各适量。

功效主治： 行气散寒通络。主治肝经寒滞型阳缩，症见起病急骤，阴茎及阴囊内缩抽痛，少腹拘急疼痛，伴畏寒肢冷，面色㿠白，口唇青紫，小便清长或大便溏薄等。

药浴方法： 采用熏洗法。将小茴香捣碎，加等量的王不留行，加入2000ml清水煎煮，过滤取汁。趁热熏洗会阴部，每次洗20分钟，每天2次，7日为1个疗程。

> **注意事项** 浴时注意避风；水温不宜过高，以免烫伤。

肾阳虚衰方 经验方

组　　成： 制附片、炒干姜、酒白芍各45g，制吴茱萸、甘草各45g，小茴香、桂枝、当归、细辛各10g。

功效主治： 温阳散寒。主治肾阳虚衰型阳缩，症见阴囊退缩，睾丸上提入腹，时发阴茎掣痛，并常伴有面色㿠白，小腹冷痛，形寒肢冷，腰膝酸软等。

药浴方法： 采用熏洗法。将药物同时加入2000ml清水中，煎取药液1000ml，滤液取汁。待药液降至合适温度，嘱患者熏洗外阴。每次洗15～20分钟，每天1次，7日为1个疗程。

> **注意事项** 治疗期间避免性生活。

预后调护

❶ 生活上应慎起居，适寒温，注意防寒保暖。久居寒湿之地，冒雨涉水，衣着失宜，寒邪入侵，均可导致此病，因此应该加以注意。

❷ 注意锻炼，增强体质，以御寒邪。

❸ 该病常伴有恐惧感，具有一定的精神心理色彩，因此应该注意心理调适。

第六节　龟头包皮炎

龟头炎指龟头猫膜的炎症，而包皮炎指包皮及其载膜面的炎症。龟头炎和包皮炎常同时发生，所以统称为龟头包皮炎。本病的特征是阴茎红肿，龟头痒并伴灼热及疼痛感，若将包皮翻开，可见龟头及包皮内面充血和糜烂，并可发生浅小溃疡，常伴有腹股沟淋巴结肿大和疼痛。

本病的形成多由于肝胆湿热下注，局部不洁，蕴久形成毒而致。患者情志不舒，肝气郁结，肝气郁久化火，滋生湿热；或肝克脾土，脾不能运化水湿，湿热之邪内生。肝胆湿热，下注于阴茎，致使局部气血瘀滞，故有龟头及包皮部潮红、糜烂、灼痛等症。如包皮过长、包皮垢刺激，或不洁的性交，致使局部不洁，蕴久成毒，故可导致阴茎及龟头肿痛和糜烂。总之，本病的发生不外乎情志不舒、饮食不节、包皮过长、不洁性交等因素。

临床表现

龟头包皮炎有多种类型，临床表现也有很大区别。常见的有药物过敏性龟头包皮炎、念珠菌性龟头包皮炎、急性浅表性龟头炎、环状糜烂性龟头炎、浆细胞性龟头炎、云母状和角化性假上皮瘤性龟头炎等。药物过敏性龟头包皮炎是一种延迟型变态反应，常发生于用药后24~72小时；念珠菌性包皮龟头炎表现为阴茎包皮、龟头轻度潮红，可有烧灼感及瘙痒症状，可有白色奶酪样分泌物，亦可有细小淡红色丘疹，当累及包皮外面及阴囊时，可见鳞屑性红斑，累及舟状窝时可有尿频、尿痛等症状，多见于包皮过长与不洁性交史等；急性浅表性龟头炎表现为龟头水肿，表面有红斑，出现渗出甚或糜烂等症状，继发感染后有脓性分泌物，易形成溃疡，该病多因内裤摩擦、创伤或各种刺激引起；环状糜烂性龟头炎表现为龟头及包皮炎症损害呈环状，或有乳酪样包皮垢，破溃后可形成浅溃疡；浆细胞性龟头炎表现为慢性炎症经久不退，呈单个或多个斑块状，表面光滑，也可表现为脱屑或湿润，不易破溃，多发生于中年男性；云母状和角化性假上皮瘤性龟头炎表现为龟头受损处浸润肥厚，角化过度，失去正常弹性，伴有云母状痂皮，日久可致患处萎缩。

🎁 内服方药

可选用龙胆泻肝汤、当归芦荟丸或大补阴丸合二至丸等加减治疗本病。

〰️ 药浴治疗

肝经湿热方	《医学文选》

组　　成： 威灵仙15g。

功效主治： 清热祛湿，消肿止痛。主治肝经湿热型龟头炎，症见龟头、包皮红肿灼痛、渗流黄水、有腥臭气味，伴有身热不扬，身重乏力，口苦咽干等。

药浴方法： 采用局部浸洗法。将药物加入500ml清水中，煎煮30分钟，过滤去渣取药液。待药液降至合适温度，用脱脂药棉蘸取药液浸洗患处。每次洗15~20分钟，每天3~4次，5日为1个疗程。

> **注意事项**　注意清洁，保持局部卫生；用药期间禁忌性生活；忌辛辣刺激性食物。

肝经火毒方	《疑难病症中医治验》

组　　成：苦参20g，黄柏、土槿皮、百部各15g，缩砂、雄黄、玄明粉各6g。

功效主治：清热解毒，燥湿敛疮。主治肝经火毒证所致龟头炎，症见龟头包皮肿胀、颜色紫暗、皮肉腐败、血水淋漓、气味腥臭，溃疡处疼痛剧烈，伴心中烦热，口渴欲饮，发热畏寒或身热不扬等。

药浴方法：采用局部浸洗法。将前6味药加入1000ml清水中，煎药取液，兑入玄明粉。待药液降至合适温度，清洗患处。每次洗15～20分钟，每日2次，7日为1个疗程。

> **注意事项**　水温不宜过高；用药期间禁忌性生活；忌辛辣刺激性食物。

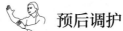

预后调护

❶ 规律生活起居，注意个人卫生，保持会阴部清洁干燥。

❷ 调节情志，防止肝气郁结。

❸ 饮食宜清淡，忌食辛辣、腥发食物。

❹ 注意锻炼，增强体质。

❺ 杜绝不洁性交，患病期间禁止性生活。

第七节　阴囊湿疹

中医病称为肾囊风，是指以阴囊皮肤潮红、起疹、湿润或有渗液，瘙痒剧烈，痛如火燎为主要表现的湿疮类疾病。相当于西医病名阴囊湿疹。本病若积极治疗，一般预后良好。但也有部分患者治愈后反复发作。

阴囊湿疹是中青年男性常见疾病。由于阴囊皮肤很松薄，相当敏感，外表有很多皮肤皱褶，如果常处在高温、潮湿、不透风的条件下，加之长时间双腿摩擦，就很容易产生湿疹。同时，由于瘙痒剧烈，许多人想抓挠止痒，结果越抓越痒，形成恶性循环。患者常抓烂到流水，有痛为止，反复则阴囊皮肤增厚，对痒和摩擦更敏感。

引起阴囊湿疹的原因分为内部因素和外部因素两种。内部因素如长期精神紧张、情绪波动、内分泌失常，或过敏体质者常易患本病；外部因素如环境潮湿，空气湿度较大；炎热刺激，出汗较多；过度的搔抓阴囊；穿化纤材质内裤，或内裤较紧，异物摩擦等都可以诱发该病。中医认为本病多由外感风湿热之邪或湿热内生，循肝经下注；或阴虚之体，复感外邪；或肾虚风乘所致。

临床表现

急性湿疹临床上表现为阴囊表皮可见细小、成群的丘疹和水疱，其边缘呈弥漫性。进一步发展后，小水疱可融合成大水疱，疱破裂后表面呈糜烂状，有渗液，干燥后可形成痂，阴囊红肿。当继发感染时可有脓液流出。炎症减轻后，红肿可逐渐消除，分泌物同时减少，丘疹和疱疹减少，糜烂面愈合。部分患者过度搔抓皮肤，可使阴囊表皮浸润变厚，形成苔藓样变，则急性湿疹已转化为慢性湿疹。

慢性湿疹临床表现分为潮湿型和干燥型两种。潮湿型湿疹患者表现为阴囊肿胀突出，有轻度糜烂、溢液、结痂，阴囊表皮呈显著浸润肥厚，色深微发亮，阴囊显著增大，患者因严重瘙痒而搔抓皮肤可出现累累抓痕。干燥型湿疹患者表现为阴囊水肿变厚但不如潮湿型突出，有薄痂和鳞屑，色泽呈灰色，表皮浸润变厚间有裂隙。

内服方药

可选用龙胆泻肝汤或荆防四物汤等加减治疗本病。

药浴治疗

湿热下注方	《新中医》

组　　成：苦参30g，蛇床子12g，地肤子、花椒各10g，滑石粉15g，青黛9g，枯矾6g。

功效主治： 清热祛湿，消炎抗菌，杀虫止痒。主治湿热下注型阴囊湿疹，症见阴囊瘙痒、浸润潮红；出现丘疹、水疱疹，并有较多渗出，破后脂水频流，患处肿胀等。

药浴方法： 采用熏洗法。将药物同时加入2000ml清水中，煎取药液1000ml，过滤取汁。待药液降至合适温度，熏洗患处；洗后用毛巾擦干患部，将滑石粉、青黛、枯矾研细末，涂搽患部。每次洗15~20分钟，每日早晚各1次，每剂可连续用2日，7日为1个疗程。

> **注意事项** 忌辛辣、腥发刺激性食物，多吃蔬菜、水果；内裤宜用纯棉织品，不宜过于紧身；不宜搔抓、烫洗患处。

阴亏血燥方 　　　　　　　　　　　　　　　　《中医杂志》

组　　成： 虎刺全草（绣花针、两面针）100g，蛇床子、土槿皮各30g。

功效主治： 清热祛湿，祛风止痒。主治阴亏血燥型阴囊湿疹，症见阴囊干燥作痒，喜浴热汤，甚则起疙瘩如赤粟，破后黄水淋漓，皮肤灼痛等。

药浴方法： 采用坐浴法。将药物同时加入2000ml清水中，煎取药液1000ml，过滤取汁。待药液降至合适温度，外洗患处，再坐浴浸泡患处。每次30分钟，每日2次，7日为1个疗程。

> **注意事项** 忌辛辣、腥发刺激性食物，多吃蔬菜、水果；内裤宜用纯棉织品，不宜过于紧身；不宜搔抓、烫洗患处。

　预后调护

❶ 患部避免摩擦，不可搔抓，不可用热水烫洗，不可用盐水、肥皂水、碱水等搓洗，更不能乱搽癣药水等刺激药物。

❷ 注意保持会阴部的清洁卫生，内衣应选择透气、吸湿性较好的纯棉制品。

❸ 保持生活规律，保证充足睡眠，心情舒畅，饮食清淡。

第八节　阴囊血肿

　　阴囊血肿临床以阴囊肿痛、皮色紫黯为特征，其病因多为跌打损伤，血络破损或手术不慎，止血不当，致使血液瘀积阴囊所致。症状表现为阴囊肿胀疼痛，皮色紫黯，行走时有坠痛感，日久血肿形成硬块，阴囊皮肤增厚，或仅有睾丸增大，触之疼胀不适，透光试验阴性，穿刺可有血液。

　　阴囊血肿是男科常见的损伤性疾病，多为阴囊手术及其内容物手术后的常见并发症。术后继发者常采用保守方法治疗，主要有卧床休息、抬高制动、局部冷敷、应用止血剂、抗生素等。在控制出血的情况下，依靠人体自我调节能力使血肿自行吸收。但保守治疗也可发生血肿机化、鞘膜硬化、继发感染等现象。对于血肿进行性增大、睾丸破裂等严重损伤时则需要手术探查。中医治疗则以活血祛瘀、凉血消痛、活血行气为治疗原则。初期治以止血化瘀，行气消肿镇痛，直至出血停止；后期血肿机化，则宜疏肝理气，活血化瘀，软坚散结。

🎁 内服方药

　　可选用血府逐瘀汤合金铃子散等加减治疗本病。

👨 临床表现

　　早期表现为阴囊肿胀，阴囊皮肤变厚，局部疼痛，会阴部不适。舌红苔薄白，脉沉。后期表现为阴囊肿胀减轻，肿块已形成，阴囊壁较厚，或干燥脱屑。时而疼痛，会阴部不适。舌脉可无异常。

〰 药浴治疗

理气化瘀方	《辽宁中医杂志》
组　　成： 大黄、丹参、牡丹皮、赤芍药、川芎、艾叶、大茴香、小茴香、生葱各12g，白芷、广木香各6g。	

功效主治：理气化瘀。主治因筋脉损伤、气滞血瘀所致阴囊血肿，症见下腹及会阴部轻度或短暂隐隐作痛，阴囊或肿或紫，口苦咽干，目眩，胸闷等。

药浴方法：采用熏洗法。将药物同时加入2000ml清水中，煎取药液1000ml，过滤取汁。待药液降至合适温度，熏洗阴囊血肿的部位。每次洗15～20分钟，每日3～4次。

> **注意事项** 浴时注意避风；注意水温，避免烫伤；忌辛辣刺激性食物；内裤宜用纯棉织品。

预后调护

❶ 患者受伤后24小时内可冷敷阴囊，以此收缩血管，减少局部出血。同时避免剧烈活动，可卧床休息，防止加重出血。冰袋冷敷时，用布或毛巾包裹，避免直接接触阴囊，每1小时更换1次冰袋。

❷ 穿棉质宽松、柔软内裤，保持会阴部清洁干燥，可自制阴囊托带托起阴囊，以减轻因阴囊下坠而致的疼痛、不适。

❸ 可口服云南白药胶囊，以化瘀止血、解毒消肿。

❹ 因受伤的部位比较特殊，肉体和心理上承受了很重的负担，患者需积极调适情志，消除焦虑情绪。

第九节　前列腺炎

前列腺炎是男性生殖系统的常见疾病，以会阴部不适和疼痛、灼热感、尿夹精、遗精、排尿费力、尿流变细、排尿次数增多，甚至出现完全性尿潴留或充盈性尿失禁为特征。多发生于50～70岁之男性。前列腺炎可产生尿路刺激症状，如尿频、尿急、尿痛、尿浊。还可出现会阴下坠感或会阴部疼痛，甚至呈放射状疼痛等。

该病分为急性和慢性两种类型。急性前列腺炎表现为尿频、尿急、尿痛、发热、腰部酸胀、终末尿血、会阴疼痛等，类似急性尿道感染的症状；慢性前列腺炎则表现为排尿延迟、尿后滴尿，或滴出白色前列腺液，或引起遗精、早泄、阳痿等症状。慢性前列腺炎患者占男科门诊的30%~50%，多由湿热毒邪侵袭精室、精道，疔肿、乳蛾热毒入于营血，或饮酒过量、性交不洁等因素所致。纵欲过度、前列腺持续充血、会阴部压迫、下尿路梗阻、邻近器官炎症病变累及前列腺以及全身抵抗力下降等都可形成慢性前列腺炎，同时不良的精神状态也是影响前列腺炎发生与进展的因素。慢性前列腺炎常伴有遗精、早泄、阳痿、性功能减退等并发症状，这是造成患者精神症状的主要原因。

中医认为，本病属"淋浊""癃闭"范畴，多因外感湿热病邪，内伤酒色情欲，如房事不节、忍精不泄，或手淫过度、肾阳亏损，或嗜酒过度、嗜食肥甘等，使脾肾两虚、湿热内蕴、气滞血瘀、败精壅滞、久瘀化腐而致病。多与湿、热、瘀、寒、毒、痰等相关，病位精室，涉及肝、脾、肾、三焦、心等脏，病初以实邪为主，久正气不足或邪气未尽，正气已伤。

临床表现

患者主要表现为盆骶疼痛、排尿异常和性功能障碍。盆骶疼痛表现较为复杂，一般疼痛位于耻骨上、腰骶部及会阴部，出现放射痛时可有腹股沟、精索、尿道、睾丸、腹内侧部疼痛，向腹部放射可有类似于急腹症的症状，沿尿路放射可有类似于肾绞痛的症状，因此要特别注意防止误诊。排尿异常表现为尿频、尿急、尿痛、排尿不畅、尿线分叉、余沥不尽、夜尿增多等，也可有尿后或大便时尿道流出乳白色分泌物等现象。部分患者可偶发性功能障碍，包括性欲减退、勃起减弱、射精痛、早泄及阳痿等。

内服方药

可选用龙胆泻肝汤、八正散、六一散、少腹逐瘀汤或济生肾气丸等加减治疗本病。

〰〰 药浴治疗

下焦湿热方 《中医男科临床手册》

组　　成：野菊花、紫草、黄柏、白花蛇舌草、鱼腥草各15g，赤芍、丹参各10g。

功效主治：清热利湿，活血祛瘀。主治下焦湿热型前列腺炎，症见小腹、会阴及睾丸胀痛，口苦心烦，口干不欲饮，小便不畅，尿黄等。

药浴方法：采用坐浴法。将药物同时加入2000ml清水中，煎取药液1000ml，过滤取汁。待药液降至合适温度，嘱患者坐浴。每次洗30分钟，每日1次，10日为1个疗程。

> **注意事项** 注意水温，防止烫伤；强锻炼，减少性生活；忌食烟酒、刺激性食物；避免久坐、长时间骑车，以防止盆腔充血。

气滞血瘀方 经验方

组　　成：乳香、没药、当归、续断各10g，鸡血藤20g。

功效主治：活血、化瘀、通络。主治气滞血瘀型前列腺炎，症见会阴部胀痛难忍或刺痛固定，小便淋沥涩痛，混浊不清，面色晦暗，舌黯红、苔腻等。

药浴方法：采用足浴法。将药物同时加入2000ml清水中，煎取药液1000ml，过滤取汁。待药液降至合适温度，嘱患者足浴。每次洗30分钟，每日1次，10日为1个疗程。

> **注意事项** 忌食烟酒、刺激性食物；避免久坐、长时间骑车，以防止盆腔充血。

肾气亏虚方   《辽宁中医杂志》

组　　成：栀子、龙胆草、萆薢、黄芩、黄柏、生地、车前草、土茯苓各
　　　　　 12g。

功效主治：消炎止痛。主治：肾气亏虚型前列腺炎，症见排尿无力，尿线变
　　　　　 细，余沥不尽，头晕耳鸣，腰膝酸软，神疲乏力，遇劳则加重，
　　　　　 同时还可伴有阳痿、早泄等。

药浴方法：采用坐浴法。将药物同时加入2000ml清水中，煎取药液
　　　　　 1000ml，过滤取汁。趁热熏洗会阴部，待温度适宜时坐浴。每
　　　　　 次洗30分钟，每日2次，10日为1个疗程。

> **注意事项**　注意水温，防止烫伤；忌食烟酒、刺激性食物；避免久坐、长
> 时间骑车，以防止盆腔充血。

预后调护

① 前列腺炎的发生与饮食因素关系十分密切，应忌食辛辣、煎炸、肥甘厚味和
酒类等食品。

② 避免过度劳累，应该劳逸结合。

③ 对确诊的前列腺炎不要过于紧张，降低生活压力，能使前列腺炎症状得到舒
缓。

④ 不宜久坐，不宜长时间骑车，而要适度运动（如跑步、散步、体操、太极拳
等），以此促进局部血液循环，改善病情。

⑤ 已婚患者不可中断性生活，不可忍精不泄，应保持规律性生活，这样有利于
前列腺液的排出。

第十一章　五官科疾病的药浴调治

第一节　睑缘炎

睑缘炎，中医称睑弦赤烂，是以睑弦红赤、溃烂、刺痒为主要临床特征的眼病。患者常表现为眼睑边缘潮红糜烂，或眦部睑弦潮红糜烂，重症可致睫毛脱落，睑弦变形。此病为农村中一种常见疾病，常为双眼发病，病程长，病情顽固，往往反复发作迁延数年。

西医认为睑缘炎可因细菌、脂溢性皮肤炎或局部的过敏反应所引起，临床分为鳞屑性睑缘炎、溃疡性睑缘炎和眦部睑缘炎三种。

临床表现

患眼睑弦或眦部灼热疼痛，刺痒难忍，可伴干涩畏光。病变的程度、部位不同，临床可有不同表现。鳞屑性睑缘炎表现为睑缘潮红，睫毛根部及睫毛间附有细小糠皮样鳞屑，除去鳞屑后可见睑缘红赤，无溃疡，睫毛易脱落，但可再生。溃疡性睑缘炎表现为睑缘红赤糜烂，结痂，除去痂皮可见睫毛根部出脓、出血，睫毛胶黏成束，乱生或脱落，脱落后不能再生，日久则睫毛稀疏或成秃睫。眦部睑缘炎表现为外眦部睑缘或外眦部红赤、肿胀、糜烂和脱鳞屑等。

内服方药

可选用银翘散、除湿汤或导赤散合黄连解毒汤加减治疗本病。

♨ 药浴治疗

湿热偏盛方　　　　　　　　　　　　　《常见病简明药浴疗法》

组　　成：苦参12g，五倍子、黄连、防风、荆芥穗、葳蕤仁各9g，铅丹2.1g。

功效主治：清热渗湿，化腐生肌。

药浴方法：局部浴。将上药放入药锅中，加水适量煎煮，至水沸后以文火煎
煮10分钟，用纱布过滤，取药液备用。治疗时，用药棉蘸取药液
洗患眼。每次20分钟，每天3次。3天为1个疗程。

注意事项　应用此法时避免烫伤，勿用手揉眼。

风热偏盛方　　　　　　　　　　　　　《常见病简明药浴疗法》

组　　成：苦参、当归、川芎各12g，五倍子、荆芥、防风、黄连各10g，
铜绿1.5g，薄荷适量。

功效主治：燥湿祛风，清热化瘀。

药浴方法：局部浴。将前8味药研细为末，取薄荷适量煎煮10分钟。用煎好
的药液将药末调制成丸，如弹子大，临用以热水化开，洗眼。每
次20分钟，每天3次。3天为1个疗程。

注意事项　应用此法时应注意勿用手揉眼。

心火上炎方　　　　　　　　　　　　　《常见病简明药浴疗法》

组　　成：铜绿1g，防风、杏仁各6g。

功效主治：祛风退翳，祛腐敛疮。

药浴方法：局部浴。将上药研为细末，临用时用热水浸泡，洗患眼。每次20
分钟，每天2～3次。3天为1个疗程。

注意事项　应用此法时应忌食辛辣刺激性食物，注意勿用手揉眼。

预后调护

❶ 保持眼部清洁，避免风沙烟尘刺激。

❷ 注意饮食调节，勿过食辛辣食物。

❸ 凡屈光不正、视疲劳者，应及时矫治和注意用眼的劳逸结合。

❹ 炎症完全消退后，应持续治疗2~3周，以防复发。

第二节　沙眼

沙眼中医称椒疮，病名始见于《证治准绳·杂病·七窍门》，患者胞睑内面颗粒累累，色红而坚，状若花椒。

本病潜伏期5~14天，多双眼患病，以儿童或青少年多见。在发病急性期，患者自觉眼内有异物感，畏光、流泪，眼部分泌较多黏液或脓性分泌物；慢性期患者眼部可无任何不适，或仅感觉容易发生用眼疲劳，此期易治愈或可自愈；若在慢性病程中发生重复感染或病情加重，晚期常因后遗症而严重影响视力，甚至失明。

西医研究发现沙眼是由沙眼衣原体引起的传染性眼病，此病原体在1955年由我国首先分离培养成功，解决了长期悬而未解的沙眼病因问题。本病因其在睑结膜表面形成粗糙不平的外观，形似沙粒，故名沙眼。

临床表现

睑内微痒，稍有干涩及少量眵泪，或无明显异常感觉；病情重者，睑内赤痒灼热，畏光流泪，眼眵黏稠，胞睑肿硬，沙涩难睁，视物模糊。

眼部检查可见：①椒疮主症：初起可见上睑内面近两眦处红赤，脉络模糊，有少量细小色红而坚的颗粒，或间有色黄而软如粟米样颗粒；重者上睑内红赤尤甚，颗粒满布，白睛红赤，赤脉下垂，黑睛星点翳膜，日久颗粒破溃，在睑内面形成灰白色条状、网状瘢痕，或睑内面完全形成灰白瘢痕，此时常出现并发症与后遗症。②急性沙眼：此期表现为急性滤泡结膜炎症状，可见眼睑红肿，结膜高度充血，因乳头增生睑结膜粗糙不平，上下穹隆部结膜布满滤泡，合并有弥漫性角膜上皮炎及耳前淋巴结肿大，数周后可转为慢性期。③慢性沙眼：可因反复感染导致病程迁延数年至十多年，此期结膜充血程度减轻，有乳头增生及滤泡形成，滤泡大小不等，可显胶样，病变以上穹隆及睑板上缘结膜显著，同样病变亦见于下睑结膜及下穹隆结膜，严重者甚至可侵及半月皱襞。

🎁 内服方药

可选用银翘散、除风清脾饮或归芍红花散加减治疗本病。

〰️ 药浴治疗

风热客睑方 《中华药浴》

组　　成：木贼、石决明各30g，青葙子、桑叶、菊花各15g，桔梗10g，薄荷6g。

功效主治：清肝明目、散热退赤。

药浴方法：局部浴。将以上7味药加水1000ml，煎至水沸后以文火煎煮10分钟，去渣取汁。待药液温度适宜，洗浴眼部。每次20分钟，每日2次，每日1剂。3天为1个疗程。

> **注意事项** 应用此法时应注意勿用手揉眼。

热毒壅盛方 《中华药浴》

组　　成：菊花60g，龙胆草9g，乌梅5个，杏仁7个，枯矾3g，芒硝、明矾、炉甘石各6g。

功效主治：清热解毒、收敛止痒。

药浴方法：局部浴。将以上8味药加水1000ml，煎煮30分钟，去渣取汁。待药液温度适宜，洗浴患眼。每次10分钟，每日5～6次。3天为1个疗程。

> **注意事项** 应用此法时应注意水温适宜，避免烫伤。

血热瘀滞方 　　　　　　　　　　　　　　　　　　　　　　《中华药浴》

组　　成：野菊花、桑叶各12g，栀子、谷精草各10g，夏枯草15g，决明子
　　　　　12g，川芎15g，赤芍12g，石决明20g。

功效主治：清热凉血。

药浴方法：局部浴。将上药加适量水煎煮，水沸后以文火煎煮10分钟，去渣
　　　　　取汁。待药液温度适宜后外洗患眼，每次20分钟，每日3次，每
　　　　　日1剂。3天为1个疗程。

注意事项　应用此法时应注意保持浴具清洁干净，勿用手揉眼。

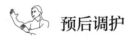

预后调护

椒疮是一种常见的慢性传染性眼病，其毒邪常附着在患眼的分泌物及泪液
中，经手、毛巾、水源等传给他人和健眼，应加强防治。

❶ 积极开展卫生宣教，向群众宣传本病的危害、传播途径、诊断与治疗方法，
在社区进行普查和防治。

❷ 改善环境卫生，养成良好个人卫生习惯，提倡一人一巾，水源充足的地方提
倡用流水洗脸。

❸ 患者的洗脸用具应单独存放，并与他人分开使用，尤其是服务行业的公共洗
脸用具，用后必须严格消毒方能使用，以免引起交叉感染。

❹ 重症椒疮患者不宜去游泳场馆游泳，以避免病原体播散。

❺ 饮食宜清淡，忌辛辣刺激食物，戒除烟酒嗜好。

❻ 医生检查患者后要及时消毒手及用具。

第三节　慢性泪囊炎

慢性泪囊炎中医上称为漏睛，是一种常见的眼病，患者的主要自觉症状是泪
溢，内眦部常有黏液或脓液沁出，有时伴有该侧的慢性结膜炎。

本病为邪深久伏所致的慢性顽固性眼病，发病初期，脓汁量少清稀或脓稠黏

浊，眦部红赤；缠绵日久，常有清稀脓汁流出，绵绵不已；若邪毒长期伏于内眦，脓汁不尽，此时如果眼部遭受外伤，尤其是黑睛破损，或行眼部手术，则邪毒乘隙而入，可继发凝脂翳，黄液上冲等严重病变。

本病多见于中老年人，女性多于男性，可单眼或双眼发病。此外，亦有新生儿罹患本病者。

临床表现

自觉患眼隐涩不舒，不时泪下，拭之又生，眦头常湿且常有黏液或脓液自泪窍沁出。眼科检查可见内眦头皮色如常，或微显红赤、内眦部白睛微赤，或见睛明穴下方微有隆起，按之有黏液或脓液自泪窍沁出。

内服方药

可选用白薇丸或竹叶泻经汤加减治疗本病。

药浴治疗

风热停留方	《中华药浴》

组　　成：马齿苋子15g，人苋子50g。

功效主治：清热解毒，活血消肿。

药浴方法：采用局部热敷法。将上药放入药臼中捣碎，用纱布包裹放于蒸锅屉上，蒸10分钟。待温度适宜后，热敷大眦头泪窍有脓水处，每次30分钟，每天3次。3天为1个疗程。

注意事项 应用此法时应注意避免烫伤。

心脾湿热方 《中华药浴》

组　　成：枯矾、轻粉、血竭、乳香各等份，盐花、明矾适量。

功效主治：燥湿止痒，活血化瘀。

药浴方法：以外敷结合局部浴。将前4味药研成极细腻粉末，对漏吹点。另用盐花、明矾少许，煎水洗患处。每次20分钟，每天1～2次。3天为1个疗程。

注意事项 应用此法时应将药粉准确点于患处，勿撒于眼球上。

预后调护

❶ 及时治疗椒疮和鼻部疾病，可减少和防止本病发生。

❷ 嘱患者点眼药前，洗净双手，将黏液或脓液挤出，以便药达病所。

❸ 饮食上注意勿食辛辣油腻等刺激性食物。

第四节　过敏性结膜炎

过敏性结膜炎类似于中医时复目痒，发病时目痒难忍，白睛红赤，至期而发，呈周期性反复发作的眼病。本病好发于春季，眼部遇到空气中的粉尘、花粉，机体出现过敏的症状。

本病多见于青少年男性，常双眼发病，其病程可长达数年或数十年之久，随年龄增长逐渐减轻或痊愈。

临床表现

患者自觉双眼奇痒难忍，灼热微痛，干涩不适，严重者畏光流泪，有白色黏丝样眼眵。眼部检查可见胞睑内面有状如卵石样的扁平颗粒，表面白色，似覆一层牛奶，白睛呈现污红色；或见黑睛边缘出现黄白色胶样隆起结节，重者结节互相融合，包绕黑睛边缘，白睛呈污红或黄浊色。上述两种情况可以单独出现，也可同时存在。

内服方药

可选用消风散、除湿汤或四物汤加减治疗本病。

药浴治疗

外感风热方 《常见病简明药浴疗法》

组　　成：蝉蜕10g，菊花6g。

功效主治：祛风清热止痒。

药浴方法：局部浴。将上药加水250ml，水沸后以文火煎煮10分钟，过滤去渣取汁，倒入瓷杯内备用，先趁热将药液倒入碗或杯内，将患眼贴近药液面，保持适当距离熏蒸，待温度降低后，纱布蘸药液洗患眼。每次20分钟，每日熏洗3次。3天为1个疗程。

注意事项 应用此法时应注意温度不宜过热，注意保持眼部干净。

湿热夹风方 《常见病简明药浴疗法》

组　　成：白食盐12g，乌贼鱼骨4枚。

功效主治：祛湿止痒。

药浴方法：局部浴。先将乌贼鱼骨去甲研细，加入白食盐，然后加水1000ml，煎数沸后，将药液倒碗内，待温洗目。每次20分钟，每日早、晚各1次。3天为1个疗程。

注意事项 应用此法时应注意勿用手揉眼。

预后调护

发作期为避免阳光刺激，可戴有色眼镜。眼奇痒时，不要用力揉擦。忌食辛辣厚味，以免加重病情。缓解期可益气补脾以固其本，对防止复发或减轻复发症状有积极的意义。

第五节　急性结膜炎

天行赤眼是指外感疫疠之气，白睛暴发红赤，有点片溢血，常累及双眼，能迅速传播并引起广泛流行的眼病。临床上，本病以发病急、白睛发赤、眼痛、眼胞发肿、目热怕光、泪多眵稀为特征。

本病多发于夏、秋季，常见于成年人，婴幼儿较少见。传染性极强，潜伏期短，多于24小时内双眼同时或先后而发，发病急剧，刺激症状重，常呈暴发流行，但预后良好。

本病西医称为急性结膜炎，是指由细菌、病毒、衣原体等感染所引起的一种急性传染病，患者常有眼部异物感、烧灼感、发痒和流泪等症状。

临床表现

目痛畏光，碜涩灼热，泪多眵稀。全身可有头痛发热，四肢酸痛等症状。眼部检查可见初期胞睑红肿，白睛红赤，甚至红赤壅肿，睑内粟粒丛生，或有伪膜形成；继之白睛溢血呈点片状或弥漫状，黑睛生星翳，耳前或颌下可扪及肿核。

内服方药

可选用祛风散热饮子或普济消毒饮加减治疗本病。

〰 药浴治疗

清热祛风方 《常见病简明药浴疗法》

组　　成：当归、明矾各6g，芒硝、菊花各10g，花椒9g，川大黄15g。

功效主治：清热散风，消肿止痛。

药浴方法：采用熏洗法。将上药放入砂锅中，加入500ml水煮沸，以文火煎煮10分钟，倒出药液，再加适量煮沸，将2次药液混合于清洁碗中。先用毛巾绕碗一周，围之以保温，嘱患者睁眼俯碗上，保持适当距离熏蒸，待温度降低时，用纱布蘸药液洗患处，药不热时可加温。每次不少于30分钟，每天3次。3天为1个疗程。

> **注意事项** 应用此法时应注意熏蒸时保持适当距离，防止烫伤。

热毒炽盛方 《常见病简明药浴疗法》

组　　成：金银花、菊花、蛇床子各20g，大青叶40g。

功效主治：清热解毒、消肿止痒。

药浴方法：以熏洗结合湿敷法。将上药放入砂锅中，加水适量煎煮，滤去药渣后取液备用。先趁热熏蒸患处，稍温时用毛巾蘸药液洗患处，最后用毛巾浸药液温敷患处。每次20分钟，每天2次。3天为1个疗程。

> **注意事项** 应用此法时应注意眼部卫生。

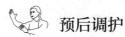

预后调护

❶ 注意个人卫生，不用脏手、脏毛巾揉擦眼部。

❷ 如患者处于急性期，应注意消毒其毛巾、脸盆、手帕以及其他生活用品，防止发生交叉感染。

❸ 如一眼患病，应注意保护健眼，以防患眼分泌物及眼药水流入健眼而导致感染。

第六节　鼻衄

鼻衄，即鼻出血，是临床常见症状之一。可由鼻部疾病、鼻部外伤引起，也可因全身疾病使脏腑功能失调所致。

鼻衄可发生于不同性别、不同年龄、不同时间和季节。由于原因不同其表现各异，轻者可见涕中带血、数滴或数毫升，重者出血可达几十毫升甚至数百毫升以上，严重者会导致失血性休克。若鼻衄出血量少，血可自止或进行压迫后停止；常年反复发作的鼻衄可引发贫血。

西医认为鼻出血的原因可分为局部和全身病因。局部原因如外伤、鼻内异物、鼻腔手术等；全身原因如高血压及动脉硬化致血管破裂出血，中毒、血液病、外界气压骤变等均会引起鼻出血。

临床表现

鼻中出血，多为单侧出血，亦可双侧。可表现为间歇反复出血，也可持续出血，可由鼻而出，亦可经口而出。出血量多少不一，轻者仅擤鼻涕或回缩涕中带血；较重者，渗渗而出或点滴而下；严重者，血涌如泉，鼻口俱出，甚至可出现休克。反复出血可导致贫血。伴有原发疾病的相应症状。

内服方药

不论属何种原因引起的鼻衄，总因出血耗伤营血，故出血多者，每见血虚之象，如神疲、心悸、面色苍白、脉细等，故辨证用药时，应配合和营养血之法，适当加入黄精、何首乌、桑椹子、生地等养血之品，若因鼻衄势猛不止，阴血大耗，以致气随血亡，阳随阴脱，证见汗多肢凉、面色苍白、四肢厥逆，或神昏、脉微欲绝者，宜急用独参汤或参附汤回阳益气、固脱摄血，以救逆扶危。可选用桑菊饮、凉膈散、龙胆泻肝汤、泻心汤、知柏地黄汤加减或归脾汤加味治疗本病。

〰 药浴治疗

肺经热盛方 《常见病简明药浴疗法》

组　　成：麻黄、石膏各90g，大黄60g，芫花30g。

功效主治：清热泻火、活血止血、化瘀。

药浴方法：以头面浴结合熏蒸。将以上4味药加水10000ml，文火煎煮至约
　　　　　4500ml。将药液倒入清洁洗脸盆内，趁热熏洗鼻腔，待温度适
　　　　　宜，过滤取液，淋洗头部。每次20分钟，每天熏洗1次。3天为1
　　　　　个疗程。

注意事项 应用此法时应注意保暖，切忌感受风寒。

心火亢盛方 《中华药浴》

组　　成：鲜生地、鲜侧柏叶、鲜艾叶各30g，鲜荷叶1张。

功效主治：凉血、散瘀、止血。

药浴方法：用熏洗法。将上药加水2000ml，文火煎煮30分钟，倒入清洁脸
　　　　　盆内，将鼻部贴近药液面，保持适当距离熏蒸，待温度适宜，轻
　　　　　轻吸少许药液入鼻腔，然后擤出，如此反复清洗鼻部。每次20分
　　　　　钟，每天熏洗3次。3天为1个疗程。

注意事项 应用此法时应注意避免吸入过多药液导致呛咳。

肝肾阴虚方 《中华药浴》

组　　成：元宝草30g，金银花、旱莲草各15g。

功效主治：养阴、清热、止血。

药浴方法： 用熏洗法。将上述3味药加水2000ml，文火煎煮30分钟，倒入清洁脸盆内，将鼻部贴近药液面，保持适当距离熏蒸，待温度适宜，轻轻吸少许药液入鼻腔，然后擤出，如此反复清洗鼻部。每次20分钟，每天熏洗3次。3天为1个疗程。

注意事项 应用此法时应忌食辛辣刺激的食物。

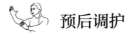

预后调护

平日应注意锻炼身体，预防感邪；注意情志调养，保持心情舒畅，忌忧郁暴怒。戒除挖鼻等不良习惯。

发生鼻衄时，患者易烦躁、紧张，医生和家属应帮助患者安定情绪，配合检查治疗，必要时可给予镇静剂。一般采用坐位或半卧位，有休克倾向者，应取平卧低头位。嘱患者尽量勿将血液咽下，以免刺激胃部引起呕吐，同时可估计出血量。宜少活动，多休息，忌食辛燥刺激之物，以免资助火热，加重病情。多食蔬菜水果，保持大便通畅。检查操作时，动作要轻巧，忌粗暴，以免加重损伤，造成新的出血点。

第七节　鼻渊

鼻渊是指以鼻流浊涕、量多不止为主要特征的鼻病。临床上常伴有头痛、头闷、鼻塞、嗅觉减退等症状。

鼻渊为鼻科常见多发病之一，无季节性，任何年龄均可发病，但多发于正处于生长发育期的青少年，严重影响青少年的生活及学习。本病有实证、虚证之分，实证起病急，病程短；虚证病程长，缠绵难愈。

鼻渊在西医学中称为急、慢性鼻窦炎，是由多种原因导致局部细菌感染所致。

临床表现

患者鼻塞，鼻流脓涕且量多，症状可见于一侧，也可双侧发生，久病不愈或病情严重者可出现嗅觉减退。发作时常伴有头痛或头晕，头痛部位可见于鼻根部、颌面部、前额、眼球深部、头顶部或枕部等，疼痛发作可有一定规律性。急性发作者，或可伴有恶寒发热、头身不适等全身症状。

内服方药

可选用银翘散、龙胆泻肝汤、甘露消毒丹、温肺止流丹或参苓白术散加减治疗本病。

药浴治疗

肺经风热方   《常见病简明药浴疗法》

组　　成：金银花30g，菊花20g，薄荷、大青叶各10g。

功效主治：清热解毒、疏风散热。

药浴方法：用熏蒸法。将以上4味药加水适量煮沸，文火煎煮20分钟，去渣取液。将药液倒入清洁容器内，趁热熏蒸鼻部。每次20分钟，每天3次。3天为1个疗程。

注意事项 应用此法时应注意忌吃刺激性食物。

肺气虚寒方   《常见病简明药浴疗法》

组　　成：辛夷、防风、苍耳子、白芷各9g，川芎10g，金银花15g，生姜、生甘草各6g。

功效主治：疏散风寒、活血行气。

药浴方法：用局部浸浴法。将上药加水适量煮沸，文火煎煮15~20分钟，去渣取药液。将药液倒入清洁脸盆内，待温度适宜，浸浴鼻部。每次30分钟，每天2次。3天为1个疗程。

注意事项 应用此法时应注意水温，避免烫伤。

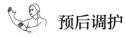 预后调护

❶ 锻炼身体，增强体质，预防感冒，及时治疗伤风鼻塞及鼻部邻近器官的疾病。

❷ 注意正确的擤鼻方法，鼻塞严重时，不可强行擤鼻涕，以免邪毒逆入耳窍导致耳病。

❸ 注意保持鼻腔通畅，患者可经常用手按摩鼻翼两侧，多做低头、侧头运动，以利于鼻窦内分泌物排出。

❹ 平时注意戒除烟酒，禁食辛辣燥热之品。

主要参考文献：

[1] 王冰．黄帝内经素问[M]．北京：人民卫生出版社，1996．

[2] 灵枢经[M]．北京：人民卫生出版社，1996．

[3] 张仲景．伤寒论[M]．北京：人民卫生出版社，2006．

[4] 张仲景．金匮要略[M]．北京：人民卫生出版社，2006．

[5] 孙思邈．备急千金要方[M]．北京：人民卫生出版社，2006．

[6] 张景岳．景岳全书[M]．太原：山西科学技术出版社，2006．

[7] 傅山．傅青主女科[M]．北京：人民卫生出版社，2006．

[8] 王清任．医林改错[M]．天津：天津科学技术出版社，1999．

[9] 陈长红．实用祖传药浴[M]．北京：中医古籍出版社，2007：196-198．

[10] 梁庆伟．常见病症家庭药浴疗法[M]．北京：金盾出版社，2011：170-190．

[11] 苏扬．中药足浴保健疗法[M]．合肥：安徽科学技术出版社，2006：149-157．

[12] 周春祥．药浴养生-绿色养生自然疗法[M]．上海：上海科学技术文献出版社，2010：230-244．

[13] 柴文举．药浴妙法治百病[M]．北京：海洋出版社，1993：39-49．

[14] 洪杰，洪嘉婧，杨东雨．常见病简明药浴疗法[M]．长春：吉林科学技术出版社，2013．

[15] 王发渭，郝爱真．家庭药浴[M]．北京：金盾出版社，2001：185-199．

[16] 田思胜．药浴偏方[M]．沈阳：辽宁科学技术出版社，2005：174-182．

[17] 方羽．药浴治百病[M]．合肥：安徽科学技术出版社，1998：41．

[18] 刘如敏，谭万信．中医妇产科学[M]．北京：人民卫生出版社，2010．

[19] 苏扬，苏荣德，陆军．中药浴足保健疗法[M]．安徽：安徽科学技术出版社2006．

[20] 曾庆华．中医眼科学[M]．第1版．北京：中国中医药出版社，2002．

[21] 丁淑华．中医五官科学[M]．第1版．北京：中国中医药出版社，2006．

[22] 阮岩．中医耳鼻喉科学[M]．第2版．北京：人民卫生出版社，2016．

[23] 洪杰，洪嘉婧，杨东雨．常见病简明药浴疗法[M]．第1版．吉林：吉林科学技术出版社，2013．

[24] 徐俊霞．中华药浴全书—学用药浴不生病[M]．第1版．北京：金盾出版社，2013．

[25] 王振月．中华药浴[M]．第1版．黑龙江：黑龙江科学技术出版社，2008．